JN156888

患者さんへの説明の仕方もわかる

冠攣縮性狭心症の見方と考え方

愛媛県立新居浜病院
副院長／循環器内科部長
末田　章三

総合医学社

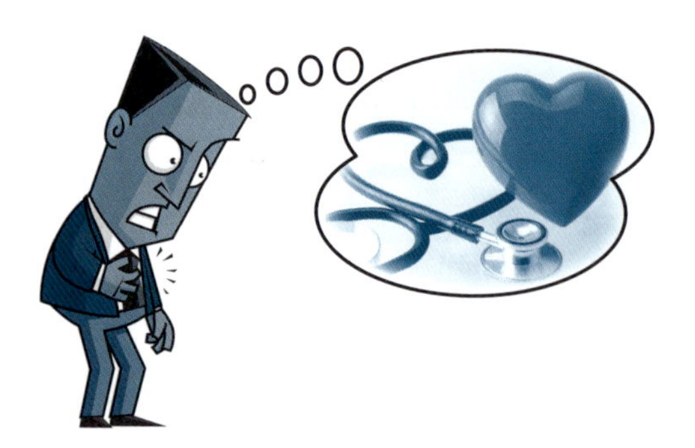

推薦の辞

実践ですぐに役立つ冠攣縮性狭心症に関する素晴らしい本が出版された．著者はこの領域の第一人者の末田章三先生である．末田先生の30年以上にわたる経験が凝縮された書である．最近の出版物はエビデンスものが非常に多いが，対照的に一例ずつ丁寧にしかも非常に多数の患者さんを診療してきた著者ならではのノウハウの凝集された書である．ここには冠攣縮性狭心症に関する76のClinical Pearls（臨床の知恵）がちりばめてあり，まさに目からウロコである．しかし，読み終えた筆者の最初の正直な感想は，書き方は穏やかであるが，「私のこれまでの冠攣縮性狭心症の診かたの甘さが叱責された.」である.

例を挙げよう.「患者さんの訴えをよく聞くこと．患者さんの訴えた言葉をそのままカルテに記載すること．勝手に解釈して胸痛・胸部圧迫感などの言葉に置き換えないこと.」簡単に“胸痛”という病歴で安易に冠動脈CTを行い，有意狭窄がなければ冠攣縮狭心症疑いでニトロだけ持たせて適当にフォローしてはならない.

ホルター心電図，運動負荷心電図，心筋シンチなどの非侵襲的検査の有用性も解説してあるが，とくに肝になるのは冠攣縮誘発試験の重要性であり，末田先生の誘発フローチャートが示されている．なぜ，そこまで追求するか．冠攣縮による突然死はまれでなく，AEDで救命された人の中に多数の冠攣縮性狭心症があるからである．不幸な患者さんを増やしてはならない.

症例提示が多く，読むほどに経験が増してゆく．すべてのPearlsで冠攣縮に関する重要な点を分かりやすく解説し，☞ポイント，専門医からのアドバイスでまとめている．患者さんへの説明の仕方もとても参考になり，臨床の現場でとても役に立つ書である.

念願だったアセチルコリン負荷による冠攣縮誘発試験が保険収載され，冠攣縮性狭心症が日の目を見るようになったこの時期にタイムリーに出版された良書である．循環器科医はもちろん，外来をされる実地医家の先生方，これから循環器を勉強しようとする研修医，さらには臨床実習がはじまり医療面接を行う医学生にも一読を勧める．

東京医科大学名誉教授
東京医科大学医学教育推進センター特任教授
山科　章

序　文

冠攣縮性狭心症は，原因は種々様々ですが，冠動脈が一過性に異常収縮することで引き起こされる心疾患の総称で，我々日本人には非常に多くの患者さんが存在します．しかし，我が国の循環器科医は，冠動脈形成術の治療技術習得に多くの時間を割く必要があり，検査を受けられる患者さんの中には，しっかりとした診断を受けていない方も多く認めます．この冠攣縮性狭心症は，我々日本人の狭心症の約7～8割以上に関与していると言われていますが，日常臨床現場では，「**冠攣縮でもあるんじゃないか？**」程度の認識の循環器科医も多く見受けられます．正確な診断が必要ですが，正確な診断をするためには，心臓カテーテル検査時に，薬剤誘発負荷試験を実施する必要性があります．しかし，この薬剤誘発負荷試験の経験が少ない循環器科医も多く，欧米人に比して冠攣縮が多いと言われている我が国でも全国津々浦々の病院に普及している検査とは言い難い状況です．現在臨床使用可能な薬剤誘発負荷試験として，エルゴノビン負荷試験とアセチルコリン負荷試験が挙げられます．以前から，エルゴノビン負荷試験は実施されていましたが，米国の一流誌であるCirculation誌とJournal of American College of Cardiology誌に，アセチルコリン負荷試験を泰江弘文先生と奥村謙先生が1980年後半に報告されました[1-3]．以後今日まで約30年が経過しますが，我が国の臨床現場では，エルゴノビン負荷試験に代わって多枝冠攣縮の診断に優れているアセチルコリン負荷試験施行が主流になりつつあります．しかし，我が国では，アセチルコリンは，冠動脈造影検査時の薬剤誘発負荷試験薬としての承認を受けていませんでした．小川久雄先生・下川宏明先生・製薬メーカーの御尽力で，約7年以上の月日を経て，平成29年8月25日に，アセチルコリン塩化物（オビソート®）が，冠動脈造影検査時のアセチルコリン負荷試験の承認取得を得ました．保険収載されたことで，今後，我が国でも多くの施設で，前向きに冠攣縮誘発負荷試験に取り組む施設が増えてくることを希望しております．

目　次

はじめに

私は，愛媛の田舎の病院を転々としながら心臓カテーテル検査を約8000例以上に施行し，アセチルコリン・エルゴノビン薬剤誘発負荷試験を延べ3000例に施行しました．その結果，約850例の冠攣縮性狭心症を診断しました．心臓カテーテル検査総数の約1割以上の方が冠攣縮性狭心症の頻度になります．我々循環器科医にとっては非常によく目にする心疾患のひとつですが，臨床現場では，正確な診断がなされていないことも多いようです．硝酸薬投与後の冠動脈造影検査では，冠動脈に病的な狭窄があるのか否かはわかりますが，冠動脈が異常収縮するか否かは，薬剤を用いた負荷試験を実施しなければ，診断は困難です．

我が国の循環器臨床現場は，冠動脈インターベンション治療に主眼が置かれ，冠動脈狭窄の発掘に明け暮れ，狭心症の診断が疎かにされている現実があるのかもしれません．また，最近では，冠攣縮性狭心症と診断された方が，充分な説明がなく，インターネットを検索して，愛媛新居浜まで受診される他県の患者さんも経験しました．多くの患者さんは，胸部症状は労作時ではなく，比較的安静にしている際に，突然に出現する胸部違和感・胸部圧迫感・胸痛を認め，この疾患に対する不安感を持たれています．自分で自分の体の調子がとれない方が多く，不安感が強くなられるようです．循環器疾患の外来現場では，これらの症状を外来でじっくり聴いてもらえることも少なく，余計に不安感・不信感がつのる可能性もあります．

本書は，心臓カテーテル検査を受け，最終的に冠攣縮性狭心症と診断された患者さんや，症状から冠攣縮性狭心症を疑われ投薬が開始されている患者さんを，臨床の現場で診察にあたる一般内科医・研修医・循環器専門医の先生のために，実際の日常生活・臨床現場で困った際に役に立つ内容にまとめました．診療にあたる医師にとっては，診察時に患者さんにわかりやすい説明が可能なように細かな「アドバイス」を項目毎に記載しました．冠攣縮性狭心症患者さんが，うまくこの疾患と付き合っていくために，そして，患者さん自身でこの疾患をコントロールできるようになるために，日常診療にあたる医師にとっては必携の書だと自負しています．

患者さんへの説明

冠攣縮に振り回されず，冠攣縮とうまく付き合っていきましょう．

専門医からのアドバイス

日常診療で忙しいと思いますが，今までより少し多めの時間を割いて，冠攣縮の診断治療について考えてみて下さい．

冠攣縮性狭心症を理解して頂くために，最初に，典型的な症例を提示します．

典型例を示します

患者さんは50歳代の男性で，表1に症例提示しましたが「急に，数週間前から，朝方，胸が締め付けるようになり，時に冷や汗も伴うようになった」と外来を受診されました．発作は，約5分間程度ですが，発作の後に全身倦怠感も伴います．しかし，日中は，いくら力仕事をしてもなんともないようです．狭心症の特効薬であるニトロは，発作時に著効を認め，ニトロ舌下後数分以内に発作は消失しました．発作回数が増えて，最終的に，心臓カテーテル検査まで施行しましたが，この患者さんの冠動脈には，血管が詰まりそうなところは全く認められませんでした．

冠動脈が一過性に異常収縮するタイプの狭心症を考え，図1に示したようにアセチルコリン負荷試験を施行したところ，冠動脈が3本とも異常収縮を呈し（図1C，D），いつもと同様の胸痛出現と心電図変化も認め，典型的な冠攣縮性狭心症と診断しました．カルシウム拮抗薬と硝酸薬の服薬を開始しましたが，この患者さんは，外来受診時に，「薬がたくさん余っている」と話されました．何度もきちんと服薬が必要であることを説明しましたが，「油断しとった．次から忘れんように飲む」と話され，この日も帰宅されました．数ヵ月後の午後，職場で仕事中に，気分不良を訴えられ，職場を早退されました．ご家族の方が，自宅に帰られた際に，玄関前

表1　症例提示

症　例：50歳代　男性
主　訴：冷や汗を伴う胸痛
既往歴：喫煙（40本×36年間（18〜54歳）current smoker）
現病歴：約1週間前の午前中の仕事中（デスクワーク）に，10分間持続する冷や汗を伴う胸痛の出現を認め，近医を受診されました．狭心症の可能性を考慮され，当院に紹介されました．外来受診時にも胸痛を認め，精査目的で入院となりました．

非観血的検査結果
安静時心電図・胸部X線検査では，異常所見認めず，心エコー検査でも壁運動異常所見は認めませんでした．トレッドミル運動負荷試験では，最大心拍数：148/minまで運動可能でしたが，胸部症状・心電図変化出現は陰性でした．タリウムアデノシン負荷心筋シンチ検査では，下壁に部分再分布陽性所見と洗い出し率の低下を認めました．

心臓カテーテル検査・薬剤誘発負荷試験結果
左右冠動脈に有意狭窄認めず，アセチルコリン負荷試験を施行しました．
左冠動脈に，アセチルコリン20μg投与するも，胸痛・心電図変化出現を認めず，誘発冠攣縮陰性でした．引き続き，アセチルコリン50μg投与後，いつもの3/10程度の胸痛出現と心電図変化は認めませんでしたが，#7（亜完全閉塞）と#11（びまん型冠攣縮）を認めました．自然解除後に，右冠動脈への負荷試験を実施しました．アセチルコリン20/50μgに続き，80μg投与した後に，いつもと全く同じ胸痛（10/10）出現と下壁誘導のST上昇（5.0 mm）を認め，#4AV（完全閉塞）と#4PD（びまん型冠攣縮）を認めました．硝酸薬投与後の造影では，左右冠動脈に有意な狭窄所見は認めませんでした．

でうずくまるようにして倒れているところを発見され救急要請しましたが，すでに，亡くなられていました．服薬を継続されていたのか不明ですが，冠攣縮性狭心症の患者さんの中には，この患者さんのように，突然死をきたす方もおられます．私も，36年間，循環器科医として現場で仕事をさせて頂いていますが，何例か同じような方の経験があります．本書では，この冠動脈が一過性に異常収縮する（縮む）ことで引き起こされる異型狭心症・冠攣縮性狭心症について，開業されている一般内科の先生，研修医の先生，循環器専門医の先生と一緒に勉強していきたいと思います．

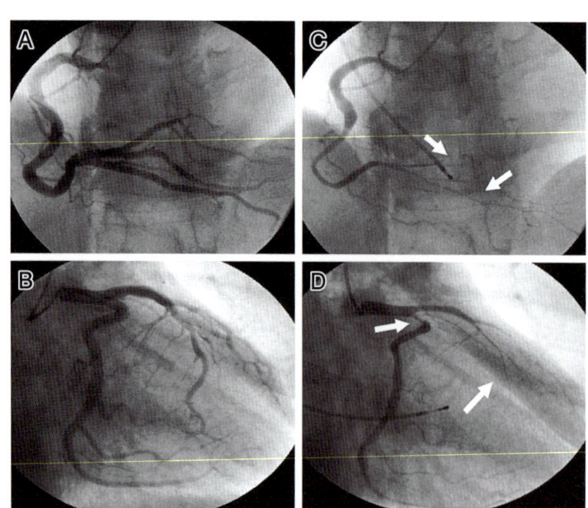

A：右冠動脈（硝酸薬後）
B：左冠動脈（硝酸薬後）
C：右冠動脈（アセチルコリン 80 μg 後）
D：左冠動脈（アセチルコリン 50 μg 後）

図１　突然死した冠攣縮性狭心症の冠動脈造影と薬剤誘発負荷所見

患者さんへの説明

冠動脈が一過性に異常収縮する冠攣縮性狭心症は，安静時に胸痛等の胸部症状出現を多く認め，日中の労作では胸部症状を認めなくても，服薬を自己中止すると，突然死もきたす可能性のある心疾患です．実は，怖い病気なのです．

専門医からのアドバイス

永年開業されている一般内科の先生や循環器専門医の先生は同じような症例の経験があるかもしれませんが，冠攣縮性狭心症は突然死もきたす心疾患であることを再度，銘記して下さい．研修医の先生にとっては，医学部の学生時代には，授業であまり習わなかったと思いますが，研修医の先生にもこの心疾患をよく理解して頂きたいと思います．

Ⅰ. 狭心症の基礎知識

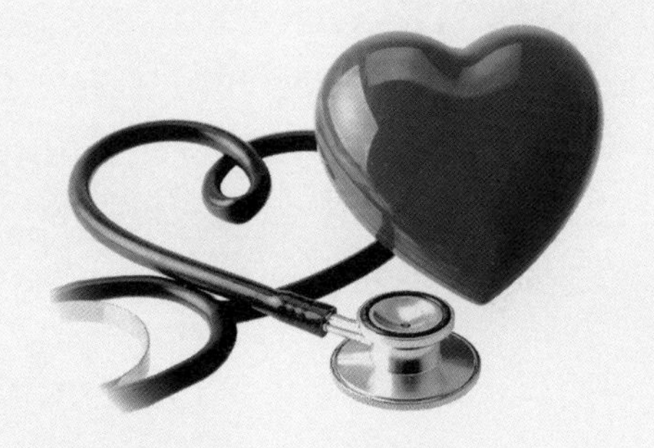

I．狭心症の基礎知識

1　狭心症とは

まずは，狭心症とはなんぞやというところから始めます．体を動かす動かさないにかかわらず，心臓の血管（冠動脈）が原因で起きる主に前胸部が痛くなる疾患の総称が「狭心症」になります．典型的な症状は，夜間寒い風の強い日に，風に向かって歩いている際に出現する胸部絞扼感ですが，休むとしばらくして治ります．また，日中でも，重い物を持って階段を登ったりした際にも出現することがあります．これは，冠動脈硬化（冠動脈に狭いところができる）が主な原因で起きる狭心症です．図 2 に左右冠動脈造影所見のシェーマと AHA 分類を示しましたが，冠動脈は，心臓の筋肉に酸素・栄養素を送る役目をしています．この冠動脈に，動脈硬化によって狭い個所ができると，狭くなった冠動脈の先には，充分な酸素・栄養が送れません．体を動かすと，心臓から安静にしている時以上の多くの血

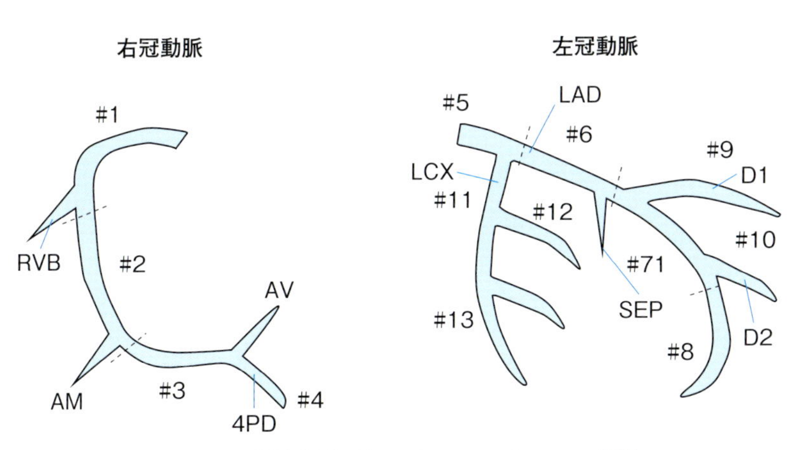

図 2　冠動脈造影所見のシェーマと AHA 分類

液を全身に送る必要があります．そのために，脈拍も早くなります．

この関係を車に例えると，車のエンジンが心臓ですが，このエンジンを動かすために必要なガソリンを送るパイプが冠動脈になります．いくら良いエンジンがあっても，ガソリンを送るパイプに狭いところがあって，ガソリンが充分送られて来なければ，エンジンは充分働けません．冠動脈に動脈硬化による狭窄がある場合は，この状態になります．これは，あとから述べますが，「労作性狭心症」になります．しかし，冠動脈が一見正常にみえても，一過性に冠動脈が異常収縮すると同様の病態が起きます．この状態を「冠攣縮」と呼びます．いわゆる冠動脈の一過性の痙攣による冠動脈の異常収縮です．図3にわかりやすく提示しました．

狭心症の症状は，胸痛・胸部圧迫感・胸部絞扼感が典型的ですが，それ以外に，胸部違和感・全身倦怠感・呼吸困難・息苦しさ・やる気が出ない・動悸等の種々の症状を呈する場合もあります．また，まれですが，全く症状を認めない方もおられるようです．症状のない方は病院を受診されるこ

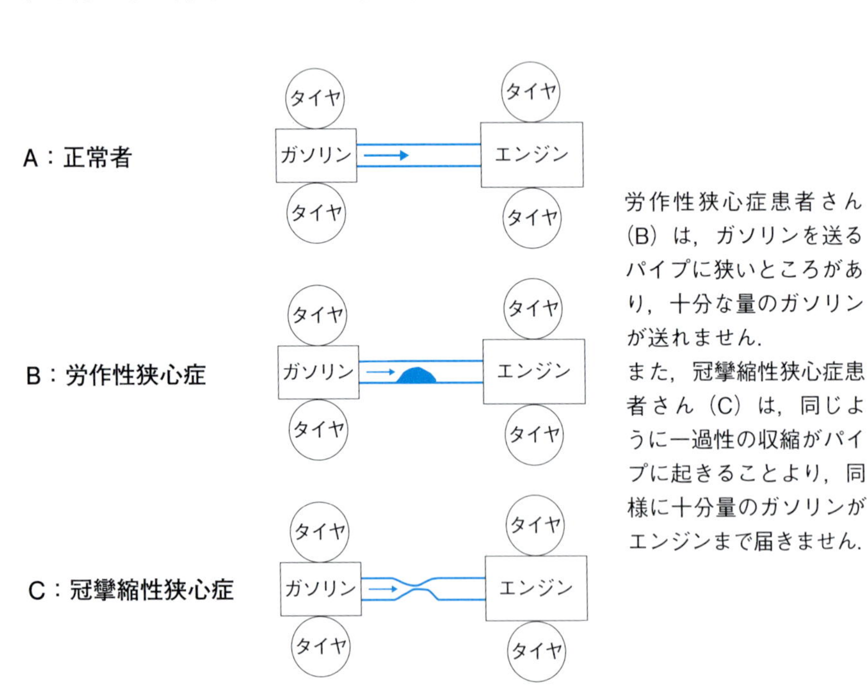

図3　狭心症を車のガソリンとエンジンに例えると

とがほとんどなく，検診時の心電図異常などで受診されるくらいです．

患者さんへの説明

狭心症は冠動脈硬化や冠攣縮など原因は種々様々ですが，心筋に充分量の酸素・血液を送ることが困難となり，心筋虚血（心臓の筋肉に充分血液が送られてこない）が起き，その結果，胸の痛み・圧迫感・絞扼感が出現する状態を総じて狭心症と呼びます．

専門医からのアドバイス

狭心症の症状は，胸痛・胸部圧迫感・胸部違和感のみでなく，患者さんの訴えをよく聞くといろんな訴えをされます．日常診療で，患者さんの訴えに耳を傾けて下さい．いろんな発見に出会えると思います．冠攣縮性狭心症患者さんの中には，胸部症状を全く認めない方も存在します．

2 狭心症の分類

狭心症の分類は，表2に提示しましたように，労作時狭心症，安静時

表2　狭心症の分類

出現様式による分類

1. 安静時狭心症
2. 安静兼労作時狭心症
3. 労作時狭心症

病態による分類

1. 安定狭心症
2. 不安定狭心症

器質的狭窄による分類

1. 器質的冠動脈狭窄狭心症
2. 非器質的冠動脈狭窄狭心症

狭心症，安静兼労作時狭心症と，症状の出現様式にしたがって分類されます．その他には，病態によって分類する安定狭心症と不安定狭心症と，冠動脈に器質的狭窄を有しているか否かで分類する器質的冠動脈狭窄狭心症と非器質的冠動脈狭窄狭心症があります．

冠攣縮性狭心症は，種々の病態を呈する症候群の一つと考えていい疾患で，この狭心症のどの分類・状態・病態にも関与しています．冠攣縮性狭心症の胸部症状は，夜間早朝の安静時に出現することが多いとされていますが，労作時にのみ出現することもあります．また，安静時にも労作時にも出現する場合もあります．また，冠攣縮が原因で不安定狭心症や急性冠症候群になることもあります．図4に冠攣縮が原因で急性冠症候群を併発された患者さんを提示しました．来院時の心電図検査で下壁誘導のST上昇を認め（図4A，B），緊急冠動脈造影検査を施行し，右冠動脈全体の高度狭窄を認め（図4C），硝酸薬の冠動脈内投与を行いました．冠動脈は著明に拡張し，ほぼ正常冠動脈所見になりましたが（図4D），心筋逸脱酵素の上昇を認め，後日施行した心筋シンチ検査でも，下壁への集積欠損を認めました（図4E）．したがって，冠動脈造影検査や冠動脈CT検査で，冠動脈に狭いところがなくても，冠攣縮の鑑別は困難です．よく，若い循環器科医の医師が，硝酸薬投与後の冠動脈造影検査を施行して，冠動脈狭窄を認めなかった場合に，患者さんに，「問題ないですよ，大丈夫です」と説明していますが，これは，「冠動脈に狭窄はありませんでした」と説明すべきです．もしかしたら，冠動脈が異常収縮するかもしれません．

患者さんへの説明

冠攣縮は，狭心症の種々の病態に関与しています．

専門医からのアドバイス

冠攣縮性狭心症の中には，器質的冠動脈狭窄を認めない労作時にのみ胸痛を認める症例も経験します．運動誘発性冠攣縮性狭心症というより，冠動脈のトーヌスが亢進しているか冠攣縮が惹起されている状態は，器質的冠動脈狭窄と類似の病態と考えられ，こういった状態で運動を行うと労作性狭心症と同じような虚血が引き起こされるものと考えられます．労作性狭心症にはβ遮断薬が第一選択薬とされていますが，我々日本人にも同様の処方で問題ないのでしょうか？

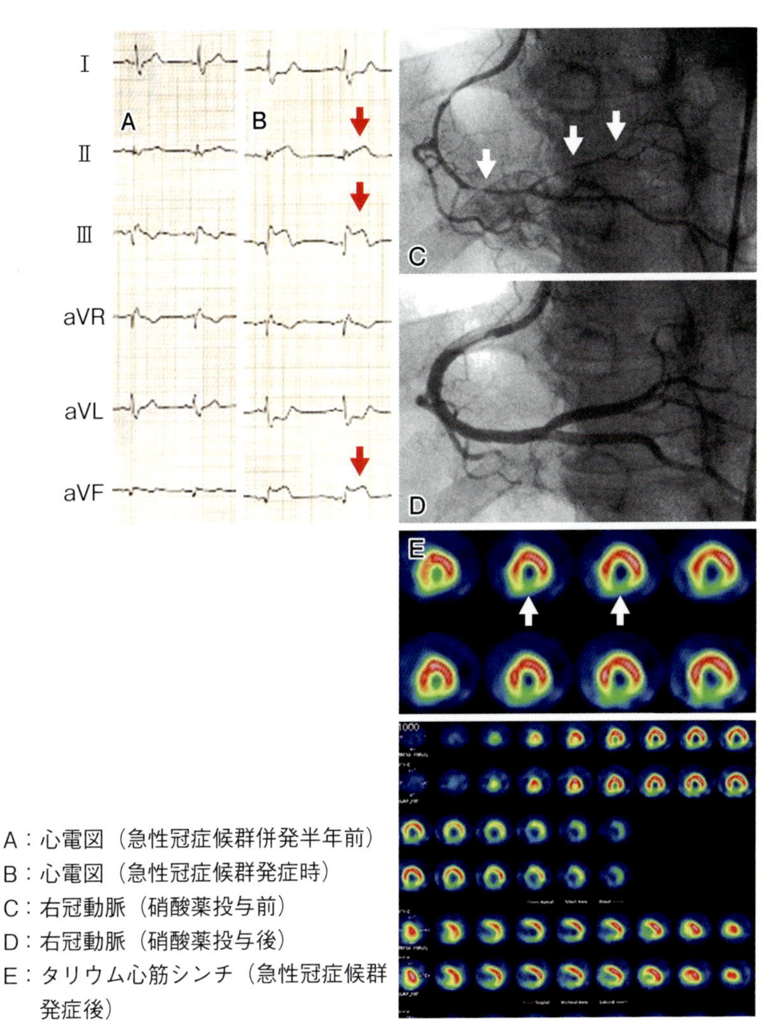

A：心電図（急性冠症候群併発半年前）
B：心電図（急性冠症候群発症時）
C：右冠動脈（硝酸薬投与前）
D：右冠動脈（硝酸薬投与後）
E：タリウム心筋シンチ（急性冠症候群発症後）

図4　冠攣縮が原因で急性冠症候群を併発した症例

3 労作性狭心症

重いものを持つ，坂道を登る，階段を登る等の労作で出現する胸痛・胸部圧迫感・胸部違和感を認める場合が，労作性狭心症です．この場合には，冠動脈に器質的狭窄を認めることが必須ではなく，器質的狭窄を認めても認めなくても，労作で出現する狭心症の総称となります．多くの患者さんは，冠動脈に70～80％以上の器質的狭窄を認める場合が多く，冠動脈形成術や冠動脈バイパス術の適応を考える必要があります．しかし，労作性狭心症の中には，冠動脈に有意の狭窄所見を認めない症例も経験します．この場合には，後述する冠攣縮性狭心症・冠微小血管障害を考慮する必要があります．

患者さんへの説明

労作時に出現する胸痛・胸部圧迫感を認める場合に，労作性狭心症と診断しますが，器質的冠動脈狭窄を認めない場合もあります．

専門医からのアドバイス

前述した器質的狭窄を有しない労作時に胸痛を認める冠攣縮性狭心症の治療は，カルシウム拮抗薬と硝酸薬が第一選択薬となります．我々日本人の労作性狭心症患者さんには，β遮断薬処方前に，先に，冠拡張薬を処方し，その後も労作時胸痛を認める場合には，β遮断薬を通常量の半量から開始し，通常量に増量するのもひとつの方法かと思います．

4 冠攣縮性狭心症と異型狭心症

眼に見える冠動脈が種々の原因で一過性に異常収縮を呈し，胸部症状や心電図変化を呈し虚血状態となる場合を，冠攣縮性狭心症と呼びます．異型狭心症は，冠攣縮性狭心症の中の活動性が非常に亢進した一群の総称で

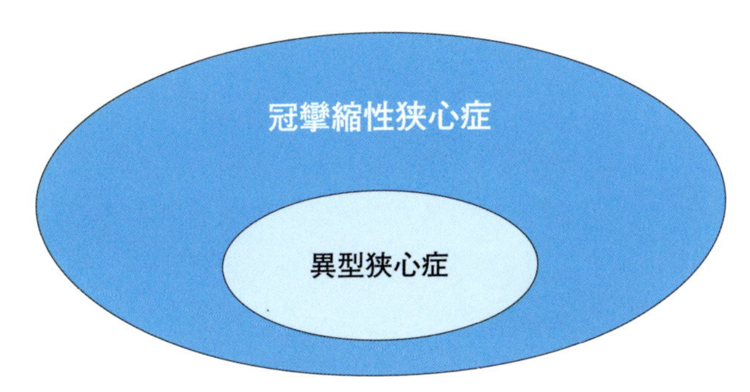

図 5　冠攣縮性狭心症と異型狭心症

す．冠攣縮性狭心症の英語表記ですが，Coronary Spastic Angina（CSA）と Vasospastic Angina（VSA）が医学界では用いられています．

異型狭心症は，読んで字のごとく異なる型の狭心症ということで命名されました．昔は，冠動脈が動脈硬化で狭くならないと，狭心症による症状は出現しないと考えられていました．しかし，冠動脈が閉塞するほどの狭窄は認めないが，一過性に冠動脈が異常収縮して，発作時に，心電図上，貫壁性虚血を意味する ST 上昇（急性心筋梗塞の際に認める）を認めるタイプの狭心症を異型狭心症と定義します．夜間早朝に起きるタイプの狭心症の総称ではありません．あくまで，発作時に一過性の心電図上の ST 上昇を呈するタイプの狭心症です．この狭心症は，Prinzmetal 先生が 1959 年に報告されましたが，当時の多くの循環器科医からは，あまり理解してもらえなかったようです[4)]．1970 年代に入り，我が国の泰江弘文先生やイタリアの Maseri 先生が精力的な仕事を残され，異型狭心症は一躍脚光を浴びるようになり今日に至っています．図 5 に示したように，冠攣縮性狭心症の中で，活動性が非常に亢進した状態が異型狭心症になります．異型狭心症と冠攣縮性狭心症は，日本・韓国・中国・台湾等の東アジアに多く認められる心疾患とされ，多くの研究が日本を中心に残されています．しかし，最近の研究では，人種差は，ほとんど認めないとする報告もなされるようになってきました．

ポイント

異型狭心症の英語表記は，Variant Angina です．Variant は異なる形の，Angina は狭心症で，冠動脈が原因で起きる心疾患という意味を持っています．異型狭心症は，以前は，欧米でも多く眼にしたようですが，最近は，カルシウム拮抗薬の普及などにより，アジアでも眼にする機会が減少したようです．しかし，降圧薬としてアンジオテンシン受容体拮抗薬がカルシウム拮抗薬に代わり多用されるようになり，眼にする機会が増えるかもしれません．

専門医からのアドバイス

先程も記載しましたが，研修医・一般内科の先生も，「**異型狭心症は，発作時に一過性の ST 上昇発作が確認されている冠攣縮性狭心症の総称で，活動性が非常に高い状態である**」ことを銘記して下さい．循環器専門医は，異型狭心症の定義を御存じだと思いますが，再度銘記して下さい．

5 冠微小血管狭心症

冠動脈は，眼にみえる比較的大きな可視冠動脈と，眼に見えない毛細血管レベルの細い冠動脈で構築されています．冠攣縮性狭心症は，眼にみえる可視冠動脈レベルでの異常収縮による一過性の虚血を呈する病態ですが，眼にみえない毛細血管レベルでの障害を「冠微小血管障害」と言います．この病態は，以前は，女性例に非常に多く，予後は良好とされていましたが，最近，研究が進み，男性例にも認めることや，予後も良好でない症例が存在することが報告されています．最終診断は，心臓カテーテル検査を施行し，アセチルコリン・エルゴノビン等の薬剤誘発負荷試験を実施し，可視冠動脈の冠攣縮を認めず，虚血性心電図変化陽性所見と胸部症状を呈することの確認が必要になります．最近の報告では，欧米人には多いと報告されていますが[5]，我々日本人における頻度は明らかではありません．ちなみに，自験例では，欧米人ほどの陽性頻度は認めていません．人種差があるのか，診断方法の差なのかは不明ですが，この点に関しては，これからの検討課題のひとつと思われます．

ポイント

冠微小血管狭心症は，冠動脈の眼に見えない毛細血管レベルでの障害に起因した狭心症の総称で，予後は良好と報告されていましたが，最近の報告では，必ずしも良好でない症例もあり，今後の研究が望まれる心疾患のひとつです．女性例では，冠攣縮性狭心症との鑑別がかなり困難な症例も認めます．症状やニトロ舌下効果のみでは，診断困難で，冠攣縮誘発負荷試験実施が必要になる症例を多々経験します．

専門医からのアドバイス

私の経験では，薬剤誘発負荷試験連続約 2500 例中に冠微小血管障害は約 40 例前後でした．私は，アセチルコリン負荷試験・エルゴノビン負荷試験・エルゴノビン負荷試験後のアセチルコリン追加負荷試験まで実施していますが，約 2％以下の頻度でした．人種差があるのか否か不明ですが，私の経験では，カテーテル室でよく眼にする疾患ではないようです．負荷試験を実施する症例によるバイアスは考慮されますが，我が国での前向き試験が必要かと思います．

典型的な微小血管障害と診断した症例を一例提示します．

症例提示：症例は 84 歳の女性で，主訴は労作時胸痛です．胸痛時には硝酸薬の舌下が著効します．患者さんは，インターネット等を検索され自分の症状は冠攣縮性狭心症の症状に類似していると思われ外来受診されました．患者さんは，御高齢でしたが心臓カテーテル検査を希望され，入院となりました．図 6 と図 7 に提示しましたが，冠動脈造影検査では，左右冠動脈に有意狭窄所見を認めず（図 6A，図 7A），まず，

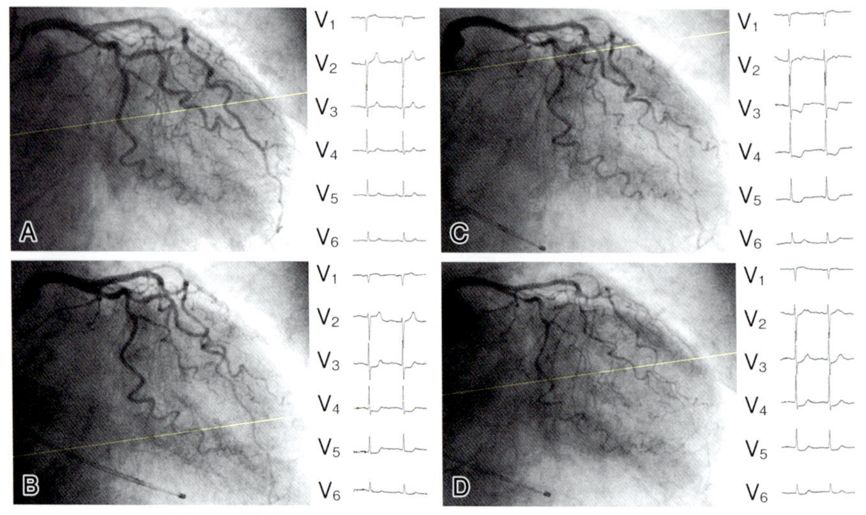

A：硝酸薬投与後
B：アセチルコリン 100 μg 投与後
C：エルゴノビン 64 μg 投与後
D：エルゴノビン 40 μg 投与後にアセチルコリン 100 μg 追加後

図 6　冠微小血管狭心症例の左冠動脈所見

左冠動脈にアセチルコリン 25/50/100 μg と段階的に投与しました．アセチルコリン 100 μg 投与後に（図 6B），いつもと同じ胸痛を認め，心電図変化（$V_{3\text{-}5}$ 誘導で ST 水平型低下 2.0 mm）を認めましたが，冠動脈に異常収縮所見は，ありませんでした．右冠動脈にアセチルコリン 50 μg 投与しましたが，下壁誘導で陰性 T 波出現認めましたが，胸部症状出現なく，異常冠収縮も認めませんでした（図 7B）．次に，左冠動脈へエルゴノビン 64 μg 投与しました．いつもと同様の胸痛と心電図変化（$V_{3\text{-}5}$ 誘導の ST 平低型低下 3.0 mm）を認めましたが，可視冠動脈には異常収縮所見は認めませんでした（図 6C）．アセチルコリン 100 μg 追加投与後に，左冠動脈のび慢性収縮所見を認め，いつもと同じ胸痛と同様の心電図変化所見を認めましたが，典型的な誘発冠攣縮陰性でした（図 6D）．最後に，右冠動脈にエルゴノビン 40 μg を冠動脈内投与しましたが，下壁誘導の陰性 T 波出現を認めましたが，胸部症状出現なく，誘発冠攣縮陰性でした（図 7C）．アセチルコリン 80 μg 追加投与後は，

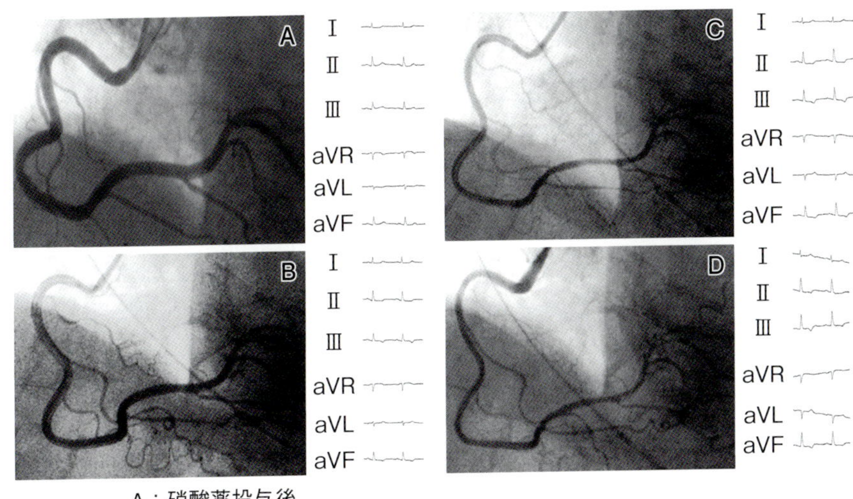

A：硝酸薬投与後
B：アセチルコリン 50 μg 投与後
C：エルゴノビン 40 μg 投与後
D：エルゴノビン 40 μg 投与後にアセチルコリン 80 μg 追加後

図 7　冠微小血管狭心症例の右冠動脈所見

いつもと同様の胸痛と心電図変化（下壁誘導に陰性 T 波出現）を認めましたが，同様に誘発冠攣縮陰性でした（図 7D）．以上より，冠微小血管障害例と診断しました．

6　安静兼労作時狭心症

狭心症の症状出現様式から，安静時にも労作時にも症状出現を認める場合の総称です．この際には，不安定狭心症状態と類似する場合もあります．不安定狭心症から急性冠症候群併発に至る場合もあります．他には，冠攣縮が関与している場合にも，同様の症状出現を認める場合もあります．

ポイント

安静兼労作時にも胸痛を認める場合は，不安定狭心症の可能性が高く，早めに循環器専門医への紹介を考慮して下さい．

専門医からのアドバイス

不安定狭心症で紹介された場合，器質的冠動脈狭窄を有する不安定プラーク関与を一番に考慮するべきですが，冠攣縮の関与も鑑別に入れておいて下さい．緊急冠動脈造影検査時に，冠動脈形成術のみの説明ではなく，器質的冠動脈狭窄を認めなかった場合の説明も付け加えておくことを考慮して下さい．

7 冠攣縮性狭心症と異型狭心症の症状

さて，冠攣縮性狭心症や異型狭心症の方は，どんな胸部症状を呈するのでしょうか？　過去に我々が診断した冠攣縮性狭心症の胸部症状を連続86例でまとめた結果を表3に提示しました[6]．約1/4の症例は，典型的な胸痛を認めず，非典型的胸痛・動悸・息切れ・失神も認め，無症状の症例も認めました．実際に，最終診断した冠攣縮性狭心症例の関与する可能性

表3　冠攣縮性狭心症例の胸部症状

症　状	症例数（%）
胸痛・胸部圧迫感	65（75%）
急性冠症候群	8（9%）
安静時胸痛（夜間・早朝）	27（31%）
安静時胸痛（夜間早朝以外）	12（14%）
労作時胸痛	12（14%）
安静兼労作時胸痛	6（7%）
その他	21（25%）
非典型的胸痛	6（7%）
動悸	2（2%）
息切れ	4（5%）
失神	4（5%）
無症状	5（6%）

（愛媛医 2002；21：79-83 より引用）

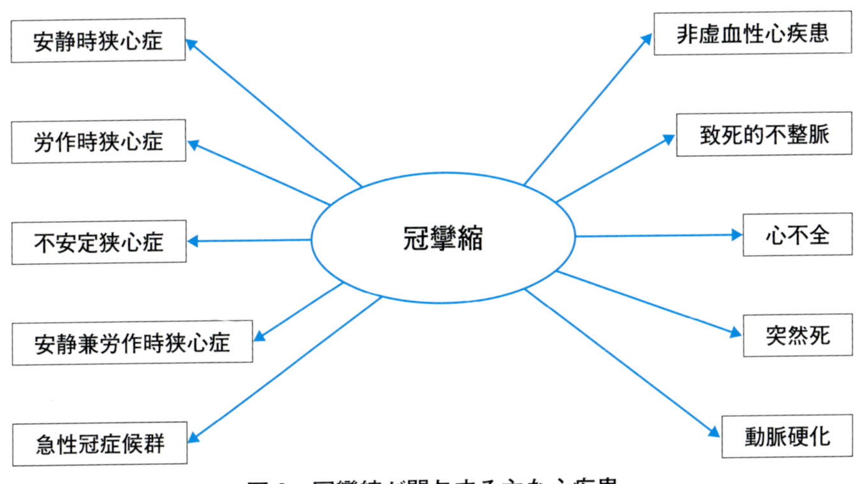

図 8　冠攣縮が関与する主な心疾患

のある心疾患について考えてみましょう．図 8 に冠攣縮が原因で引き起こされる心疾患を提示しましたが，典型的な胸痛・胸部圧迫感を認める狭心症ばかりではなく，心不全・致死的不整脈・突然死・動脈硬化・非虚血性心疾患と，種々の心疾患に関与していることが理解して頂けると思います．これは，冠攣縮性狭心症の患者さんは，一例一例異なる病態病状を有することから，「**狭心症患者さんは，胸痛を認める**」という既成の概念で問診を行うと診断困難な場合もあります．まずは，患者さんの訴えをよく聴くことです．診察した医師は，**患者さんの訴えられた言葉をそのままカルテに記載すること**が大切です．患者さんの訴えを自分で勝手に解釈して，胸痛・胸部圧迫感等の言葉に置き換えないことです．また，患者さんには，いつ・どのような状況で・どのくらいの時間症状が続くのかを自分で記載することをお勧め下さい．発作の時間帯，何をしていた時か，特別なことがなかったか，前日にいつもと異なることをしていなかったか，寒い日ではなかったか，暑い日ではなかったか，ストレスはどうか，不眠ではなかったか，風邪気味ではなかったか，また，ニトロ使用後の効果等を詳しく記載してもらい病院受診時に持参して頂くと大変役に立ちます．表 4 に過去に私が最終的に心臓カテーテル検査を施行させて頂き診断した 20 例の冠攣縮性狭心症例の外来受診時の問診内容を記載しました．いろ

表4　最終診断した冠攣縮性狭心症の外来時の胸部症状

1. 冷たい空気を吸うと胸が痛くなる．無理をすると必ず出現する．坂道がいけない．急ぐといけない．ゆっくりするとよい．冬場がいけない．
2. 入浴後にビールを飲むと胸が痛くなる．意識朦朧となり冷や汗をかく．
3. 胴の真ん中が焼ける感じ．火の玉が入った感じ．30分以上持続することもあり．冷や汗あり．更年期障害と思っていた．胸やけのような感じ．
4. 朝方に冷や汗を伴う胸部圧迫感あり．持続時間は10分間程度．昼間にもあるが，特に朝がひどい．
5. 鳩尾から背中に抜ける胸部不快感．冷や汗あり．夜間が多い．疲れた際に起きやすい．車の運転中に起きることもあり．30分間持続することもあり．
6. 胸が痛くなる．前胸部が，息が抜けた感じ．立ってもおれない．冷や汗をかく．これ以上するとおかしくなるのがわかる．坐り込んで30分くらいしてやっと落ち着く．
7. テレビを観ていて胸痛発作出現．掃除をしていてうつむいたりすると出現する．夜間に発作なし．冷や汗なし．
8. 胸がツンツンする．
9. 前胸部に重い石を載せたような感じ．心筋梗塞かと思い救急車を呼ぼうかと思った．握り拳で叩くと治る．全体に重しがかかった感じ．冷や汗はない．
10. 朝から昼にかけて出現する胸部鈍痛．心窩部不快感．30分から2時間くらい持続する．冷や汗はない．
11. 朝方歩行時に胸部圧迫感あり．1分以内で治まる．坂道歩行で胸部圧迫感あり．時々胸がぐっと締め付ける．激しい事をすると痛いが，少し休むと治まる．
12. 労作時の1～2分間の胸部圧迫感．息苦しい．安静時には少ない．
13. 寒い朝に胸痛．夜明けにトイレに行くとおかしい．冷たい空気を吸うとよくない．たまに日中にもおかしくなる．
14. 心窩部のチクチクした痛み．鈍い胸の痛み．
15. 山に登ると胸がしんどい．息苦しい．5分間くらい持続する．発作は休むと治まる．冷や汗はない．
16. イライラすると胸痛発作が起きる．テレビを観ていて蛇が出てきた時に胸痛発作出現した．蛇は嫌い．
17. 朝寝床から起きると胸が押さえられる感じあり．数秒間で落ち着く．山仕事に出て坂を登りかけると胸が苦しくなった（5～10分間）．朝方が多い．
18. 胸がキュッとくる．焦るといけない．冷や汗はない．
19. 鳩尾が痛い感じ．1～2分で治る．車の運転中にもなるが，止めないといけない程ではない．冷や汗もあった．
20. 散歩，パソコン操作中に喉が締め付けられる感じ．朝に発作あり，硝酸薬スプレー用いたが効果少ない．あくびがよく出て，顔面蒼白になる．体から力が抜けたようになり，気が遠くなる．

（呼と循 2011；59：21-30より引用）

んな訴えをされていることが理解して頂けるものと思います.

患者さんへの説明

外来受診時に，患者さん自身の胸の症状を詳しく記載し持参されることをお勧めして下さい.（いつ，どこで，どのような状況で，痛みの性状，持続時間，冷や汗はなかったか，前日無理はなかったか，ストレスは，寒い日ではなかったか，不眠・風邪気味ではなかったか）

専門医からのアドバイス

外来で診察した医師は，上記のことを冠攣縮性狭心症の疑いのある患者さんには，記載し持参して頂くことをお勧めして下さい.

8 診断方法

8-1．非観血的検査

冠攣縮性狭心症が疑われた場合は，心臓カテーテル検査の前に，非観血的負荷試験の施行をお勧め下さい．以前は，過換気負荷試験や寒冷昇圧負荷試験が用いられましたが，現在この負荷試験を臨床現場で使用している循環器科医は，ほとんどいません．私が，全国調査を行った2005年の全国アンケート調査結果でも，検査件数は非常に少なく，その後の調査結果でも，ほとんど実施されていないことが判明しました．我が国のガイドラインの中には，過換気負荷試験は記載されていますが，安全性と誘発陽性率等の問題から，現時点では推奨困難な検査になりつつあります．私は，胸部写真・心電図・心エコー検査以外に，少なくとも24時間心電図検査と運動負荷試験をお勧めしています．足腰の不自由な方には，運動負荷試験は困難かもしれませんが，可能な方には検査を受けられることを勧めしています．この二つの検査で，なんらかの異常所見がみつかった場合には，次の観血的負荷試験も含めた検査が必要になるかと思います．多くの循環器科医が，冠攣縮性狭心症を疑っても，運動負荷試験を施行しませんが，器質的冠動脈狭窄鑑別のために必要な検査と考え，施行を考慮してみて下さい．

ポイント

過換気負荷試験は有用な検査ですが，臨床現場で使用している施設は少なく，可能なら，運動負荷試験をお勧めします．器質的冠動脈合併の有無もわかるかもしれません．

専門医からのアドバイス

図9と図10に非観血的負荷試験実施総数に関するアンケート調査結果を提示しました．図9に，ガイドライン策定前の全国日本循環器学会教育施設と教育関連施設1177施設におけるアンケート調査結果を記載しました[7]．回答は208施設から得られましたが，寒冷昇圧負荷試験を実施していたのは9施設で237件，過換気負荷試験は18施設で416件でした．トレッドミル検査，エルゴメーター負荷試験やマスター負荷試験の約0.42％でした．また，日本シネアンジオ研究会メンバーに，ガイドライン策定前後での検査件数に関するアンケート調査を行いましたが，図10に示したように過換気負荷試験は2008年に195件でしたが，2014年には15件に減少しています[8]．寒冷昇圧負荷試験は，2008年に146件でしたが，2014年には0件でした．臨床の現場では，非観血的負荷試験を実施して冠攣縮を診断する施設はほとんど認められなくなったようです．

8-1-1）24時間ホルター心電図：

この検査は，一日中の心電図波形を記録する検査です．電極を胸に10ヵ所貼りますので，検査の日は，入浴・シャワー欲はできません．夏場の暑い時期には，かなりな肉体的精神的負担になる可能性があります．冠攣縮性狭心症の患者さんの多くは，夜間から早朝の発作を認めることが

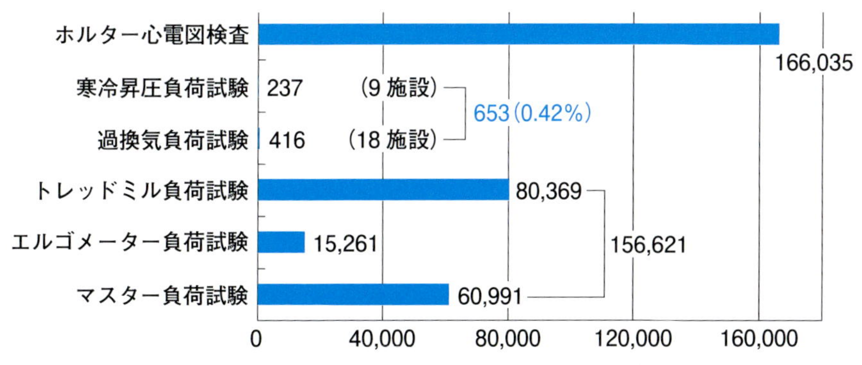

図 9　ガイドライン策定前の非観血的負荷試験（2005 年）．全国 208 施設

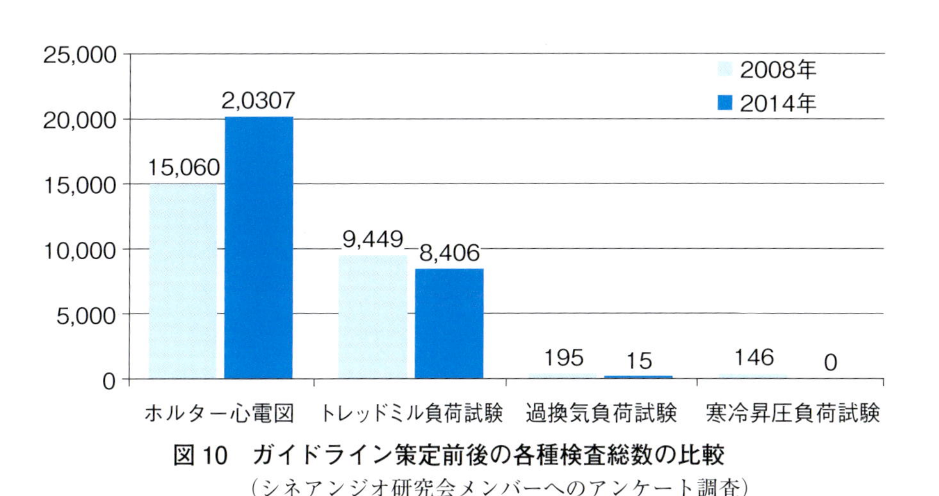

図 10　ガイドライン策定前後の各種検査総数の比較
（シネアンジオ研究会メンバーへのアンケート調査）

多く，この 24 時間ホルター心電図検査は非常に有用な検査です．この検査で，発作を認めた場合には，発作開始時間，持続時間，ニトロ舌下効果などの克明な記載をお願いして下さい．何らかの違和感等でも，いつもと異なる感じを認めた場合は記載をお勧めして下さい．しかし，この検査を施行した日は，たまたま非常に調子よくて，全く発作も認めなかったという患者さんもよく経験します．一度で発作が捕まらない場合は，2 回 3 回と検査施行が必要になる場合もあります．しかし，この検査で，異常所見が捕まえられれば，ほぼ診断がつきます．

ポイント

24 時間ホルター心電図検査で，発作が捕まえられれば，冠攣縮性狭心症の診断が可能になります．しかし，活動性の非常に高い時期でなければ異常所見が捕まりにくいのも事実です．

専門医からのアドバイス

ホルター心電図検査で発作時の心電図変化が捕まえられれば，診断確定にいたりますが，発作が頻発している時期でなければ，異常所見が得られにくいのも事実です．過去に，我々が，診断した冠攣縮性狭心症 300 例を対象に，トレッドミル運動負荷試験とホルター心電図検査結果を図 11 に提示しましたが，ホルター心電図検査で異常所見が得られたのは，18 例（6％）のみでした．ST 上昇が 4 例，非持続性心室頻拍が 5 例，発作性上室頻拍が 1 例，房室ブロックが 4 例，2 秒以上の洞停止が 4 例でした．トレッドミル運動負荷試験では，113 例（37.7％）に虚血陽性所見を認め，有意に異常所見を認めました[9]．

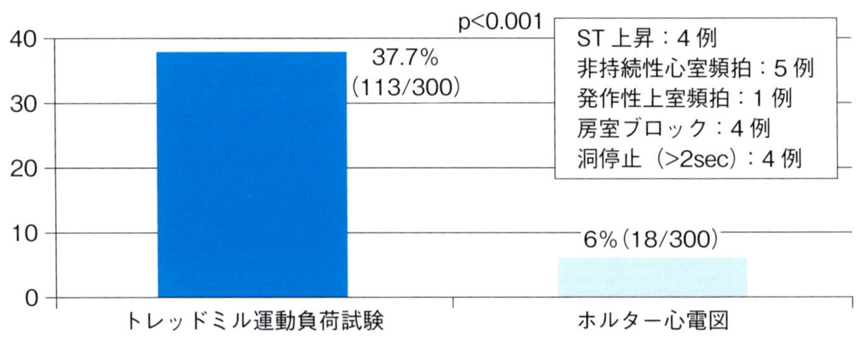

図 11　冠攣縮性狭心症 300 例における異常所見検出率の比較

8-1-2）運動負荷試験：

8-1-2-a）マスター負荷試験：開業されている一般内科の先生方も日常臨床で汎用されている検査です．階段を登ったり降りたりするマスター負荷試験は，やや運動負荷量が少なく，若い患者さんには，あまり推奨できませんが，このマスター負荷試験で，心電図変化を認める場合は，なるべく早く，循環器専門医への受診をお勧めします．

ポイント

マスター負荷試験は，運動負荷量は少ない検査ですが，この検査で異常所見を認めた場合は，なるべく早く循環器専門医への紹介を考慮して下さい．

専門医からのアドバイス

外来で施行されたマスター負荷試験で虚血陽性所見を認めた器質的冠動脈狭窄を認めない冠攣縮性狭心症例を提示します．症例は71歳，男性，主訴は朝の散歩中の胸部絞扼感です．朝方，約500 m程度の歩行後に，歯ぐきが熱くなり，その後，胸が締め付けられる症状が出現しました．発作時に，ニトロの舌下は効果を認め，夜間のトイレ歩行後や，朝起床後にも同様の胸部症状が出現するようになり，外来受診されました．外来で診察した医師が，マスター負荷試験を施行し，いつもと同様の胸痛出現と**図12**に示したように前胸部誘導（$V_{4\text{-}6}$ 誘導）で虚血性心電図変化を認め，緊急入院となりました．冠動脈造影検査では，**図13**に示したように単冠動脈と判明しましたが，左右冠動脈に有意狭窄所見認めず（**図13A，B**），アセチルコリン負荷試験を実施しました．左冠動脈に，アセチルコリン50/100 μg投与に続き200 μg投与後に，いつもと同様の胸痛出現と，前胸部誘導で心電図変化陽性所見と左冠動脈のび慢性冠攣縮陽性所見を認めました（**図13D**）．自然解除後に，右冠動脈にアセチルコリン50 μgしましたが，典型的な冠攣縮は誘発されず，その後の80 μg投与で，右冠動脈近位部の完全閉塞所見と下壁誘導でのST上昇所見を認め，いつもの発作に類似した症状（いつもの6/10の胸部症状）を訴えられました（**図13C**）．マスター負荷試験でも異常所見が捕まる症例がありますので，開業されている一般内科の先生方も勤務されている先生方も考慮してみる価値はあるかと思います.

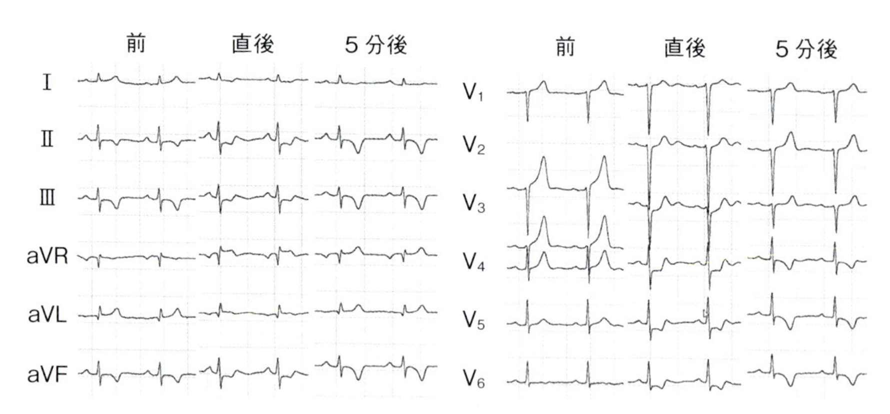

図12　マスターダブル負荷試験

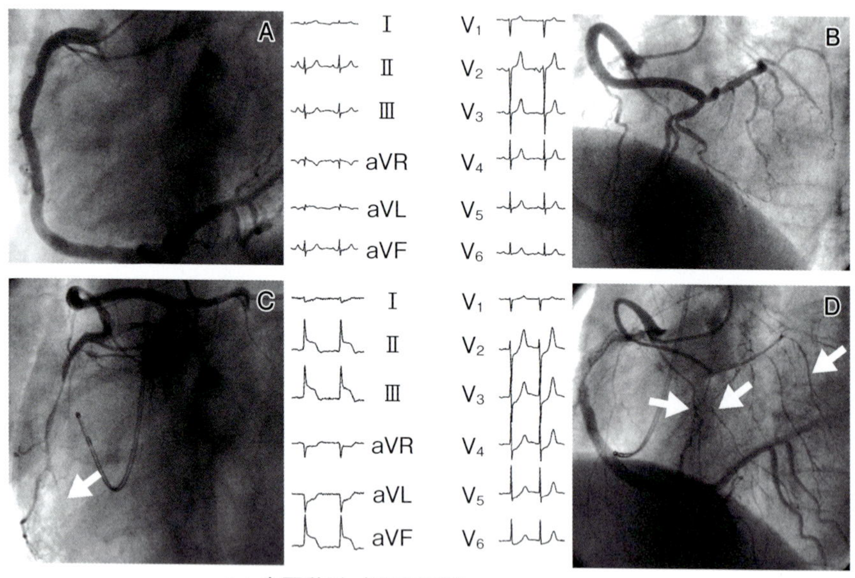

A：右冠動脈（硝酸薬後）
B：左冠動脈（硝酸薬後）
C：右冠動脈（アセチルコリン80μg後）
D：左冠動脈（アセチルコリン200μg後）

図13　冠動脈造影所見とアセチルコリン負荷試験

8-1-2-b) トレッドミル運動負荷試験：足腰に支障がなく，運動可能な方には，トレッドミル運動負荷試験を受けらることをお勧めしています．また，この際のトレッドミル検査は，3分毎の徐々にステージアップする方法ではなく，急速運動負荷試験を考慮してみて下さい（例えば，運動可能な方であれば，1分毎か2分毎にステージアップする方法）．この負荷試験で，虚血性心電図変化陽性所見を認めた場合は，冠動脈に器質的狭窄も疑われるために，冠動脈造影検査か，冠動脈CT検査施行は考慮して下さい．この負荷試験が陰性でも，冠攣縮性狭心症の可能性はあり得ますので，若年の方や不安感が強いような方には，最終的な薬剤誘発負荷試験も含めた冠動脈造影検査まで考慮して下さい．私は，午前中の比較的早い時間帯である午前9時か10時頃に，外来で，トレッドミル検査を1分毎でステージアップさせる急速運動負荷試験を可能な方には施行していました．午後からの時間帯になると，陽性率が低下しますので，なるべく午前中の早い時間帯に検査を施行すると異常所見が得られる可能性が高いと思います．この検査の際には，患者さんに，「いつもと似たような胸部症状が出現し始めた際に，早めに症状を伝えて下さい」と説明しておいて下さい．患者さんが，無理をして頑張って検査を施行し，重篤な発作に繋がっては大変なことですので．

ポイント

トレッドミル運動負荷試験は，午前中の急速運動負荷試験を受けることで，異常所見が捕まる場合があります．

専門医からのアドバイス

安静時胸痛で受診された患者さんに，運動負荷試験を実施している循環器科医は，ほとんどいないと思います．しかし，私の経験では，器質的冠動脈狭窄を認めない冠攣縮性狭心症例の約1/3の症例で，有意の心電図変化所見を認めます．図14に提示しましたが，境界例も入れますと約半数弱の症例で異常所見が得られます．器質的冠動脈狭窄を認めない症例では33％に，器質的冠動脈狭窄を認める冠攣縮性狭心症例では64％に陽性所見を認めました．また，トレッドミルを1分毎にステージアップさせる急速運動負荷試験で30％，通常の3分毎ステージアップする方法で38％に陽性所見を認めました（図15に提示）．なんらかの異常所見を得るためには，時間を省略した1分毎ステージアップする急速運動負荷試験で代用するのもひとつの方法かもしれません．また，前述しましたように，同一300症例にホルター心電図検査も実施しましたが，異常所見が捕まったのは，たったの6％に過ぎませんでした．また，ST上昇が確認されたのは，4例のみでした．

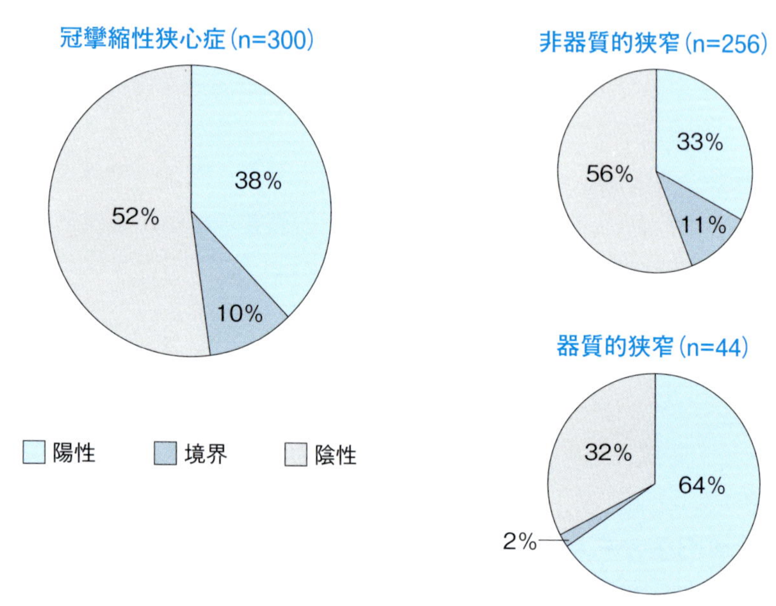

図14　冠攣縮性狭心症例におけるトレッドミル運動負荷試験の有用性

非器質的狭窄例（図16に提示）：症例は60歳代，男性，主訴は安静時兼労作時の胸痛でした．安静時心電図には異常所見認めず，トレッドミル運動負荷試験を実施しました．最大心拍数145/分でいつもと同様の胸痛出

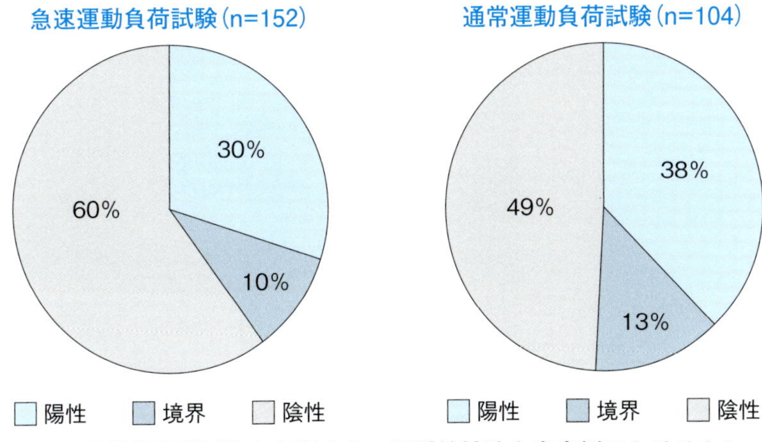

図 15　器質的冠動脈狭窄を認めない冠攣縮性狭心症症例におけるトレッドミル負荷試験の有用性（急速運動負荷試験 vs 通常運動負荷試験）

現を認め，$V_{4\text{-}6}$ 誘導に，前に比してST（水平型，1.5 mm）低下を認めました（図 16A，B）．冠動脈造影検査では，左右冠動脈に有意狭窄を認めず（図 16E，F），左冠動脈にアセチルコリン 100 μg 投与後に，左前下行枝中間部と回旋枝末梢に誘発冠攣縮陽性所見を認めました（図 16C）．右冠動脈は，アセチルコリン 20 μg 投与後に，右冠動脈近位部で亜完全閉塞所見を認め（図 16D），3 枝の冠攣縮性狭心症と診断しました．本症例は，ホルター心電図検査では，有意な所見は得られませんでした．

器質的狭窄例（図 17 に提示）：症例は 70 歳代，男性，主訴は，早朝安静時の胸痛でした．安静時心電図・心エコー検査では異常所見認めず，午前 11 時半頃に，外来でトレッドミル運動負荷試験を実施しました．最大心拍数：135/分でいつもと同様の胸痛出現と心電図にて ST 上昇を下壁誘導と前壁誘導で認めました（図 17A，B）．硝酸薬舌下後に，心電図変化も消失し胸部症状も改善しました．冠動脈造影検査では，左冠動脈中間部に有意狭窄所見を認めましたが，右冠動脈・回旋枝には狭窄は認めませんでした（図 17E，F）．アセチルコリン 50 μg を左冠動脈内投与後に，左前下行枝中間部で完全閉塞所見を認めました（図 17C）．硝酸薬の冠動脈内投与

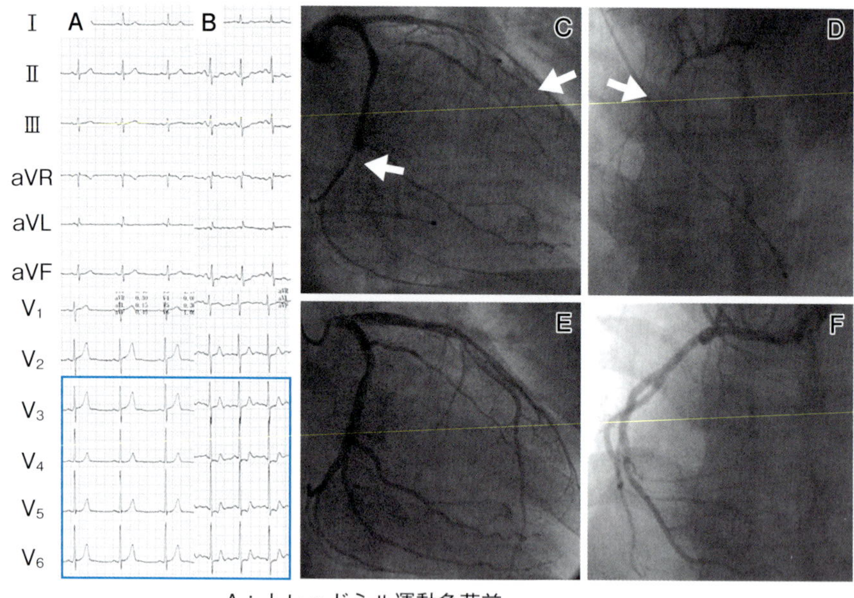

A：トレッドミル運動負荷前
B：トレッドミル運動負荷後
C：左冠動脈（アセチルコリン 100 μg 後）
D：右冠動脈（アセチルコリン 20 μg 後）
E：左冠動脈（硝酸薬後）
F：右冠動脈（硝酸薬後）

図 16　トレッドミル負荷試験で ST 低下を認めた器質的冠動脈狭窄を認めない冠攣縮性狭心症

で冠攣縮を解除しました．その後，右冠動脈は，アセチルコリン 80 μg，エルゴノビン 40 μg 単独投与では誘発冠攣縮陰性でしたが，エルゴノビン 40 μg 投与後のアセチルコリン 80 μg 追加投与後に，右冠動脈末梢のび慢性冠攣縮を認め，いつもと同様の胸痛と下壁誘導の ST 上昇を認めました（図 17D）．硝酸薬冠動脈内投与後に，引き続き左冠動脈中間部に冠動脈形成術を施行しました．

8-1-3）心筋シンチ検査：

冠攣縮性狭心症の診断に心筋シンチ検査を汎用している施設は少ないかもしれませんが，症例によっては，集積低下・洗い出し率低下等の所見を

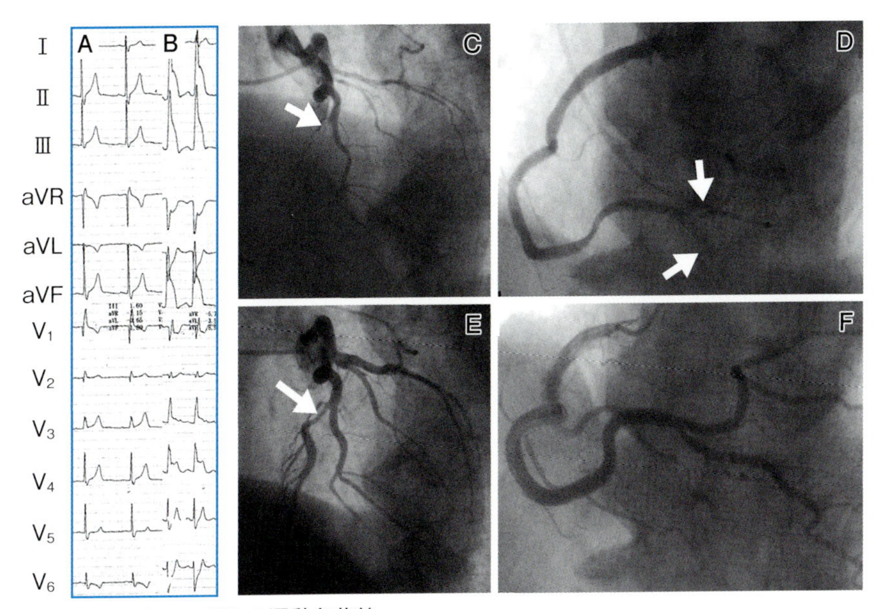

A：トレッドミル運動負荷前
B：トレッドミル運動負荷後
C：左冠動脈（アセチルコリン 50 μg 後）
D：右冠動脈（エルゴノビン 40 μg 後のアセチルコリン 80 μg 追加後）
E：左冠動脈（硝酸薬後）
F：右冠動脈（硝酸薬後）

図 17　トレッドミル負荷試験で ST 上昇を認めた器質的冠動脈狭窄を合併した冠攣縮性狭心症

認めることもありますので，比較的重症例には，心臓カテーテル検査前に施行考慮すべき検査のひとつと言えます．しかし，冠攣縮性狭心症の最終診断のツールではなく，あくまで補助的検査の一つと考えるべきです．

ポイント

放射性物質を用いた心筋シンチ検査も，冠攣縮性狭心症の診断の補助的検査のひとつになり得る可能性はあります．

専門医からのアドバイス

心臓カテーテル検査前日に施行したタリウムアデノシン心筋シンチから重症の冠攣縮性狭心症も考慮すべき一例を図 18 と図 19 に提示しました．症例は 50 歳代の男性で，労作時の胸痛を主訴に外来を受診されました．胸痛は運動後に出現することが多く，10〜15 分の安静で改善します．外来で施行したトレッドミル検査で，いつもと同じ胸痛出現とⅡⅢ aVF V_{4-6} 誘導に ST（水平型）を認めました．心臓カテーテル検査目的で入院され，カテーテル前日にアデノシン負荷タリウム心筋シンチ検査を施行しました．図 18 に示したように集積低下所見は認めませでしたが，洗い出し率の著明な低下（−1.3％）を認めました．重症３枝の冠動脈疾患も考慮されましたが，重症の冠攣縮性狭心症も鑑別にあがります．翌日の冠動脈造影検査では，図 19 に提示したように左右冠動脈に有意狭窄所見認めず（図 19A，B），アセチルコリン負荷試験を実施しました．左冠動脈は，アセチルコリン 12.5/25/50/100 μg を投与し，いつもと同じ労作後の胸痛発作出現を認めましたが，心電図変化は陰性でした．回旋枝末梢に冠攣縮陽性所見を認めました（図 19C）．右冠動脈は，アセチルコリン 12.5 μg 投与後に，いつもと同様の胸痛出現と下壁誘導での ST 上昇所見を認め，右冠動脈末梢で冠攣縮陽性所見を認めました（図 19D）．本症例のように，タリウムアデノシン心筋シンチ検査で，著明な洗い出し率低下所見を認める場合は，冠攣縮性狭心症も鑑別に挙げて下さい．

8-1-4）冠動脈 CT 検査：

冠動脈 CT 検査は，現在，我が国の多くの施設で汎用されています．安静時胸痛で受診した方に，この冠動脈 CT 検査を施行した先生方も多いと思います．主に安静時胸痛でこの冠動脈 CT 検査を受け器質的冠動脈狭窄所見を認めない場合には，冠攣縮性狭心症の可能性が非常に高くなります．しかし，この冠動脈 CT 検査も，冠攣縮性狭心症の最終診断のツールにはなりえません．冠動脈に有意狭窄があるか否かは診断できますが，冠

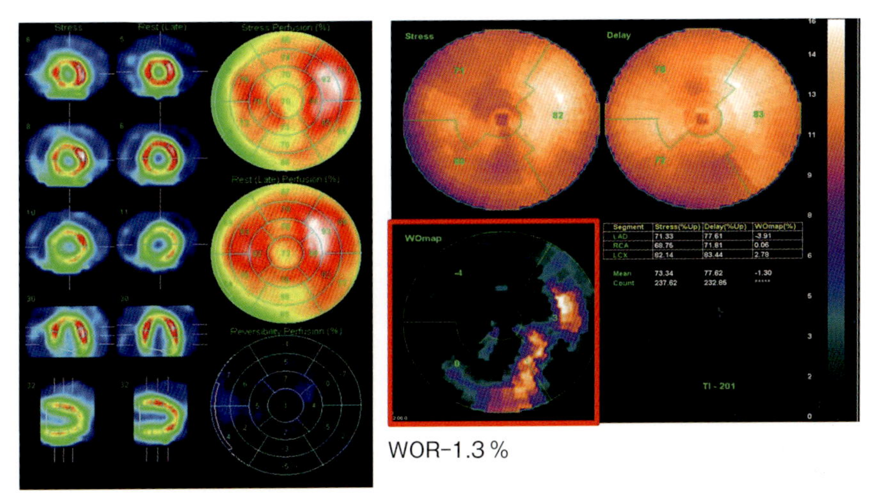

図 18　心臓カテーテル検査前日の心筋シンチ検査
(アデノシン負荷タリウム心筋シンチ)

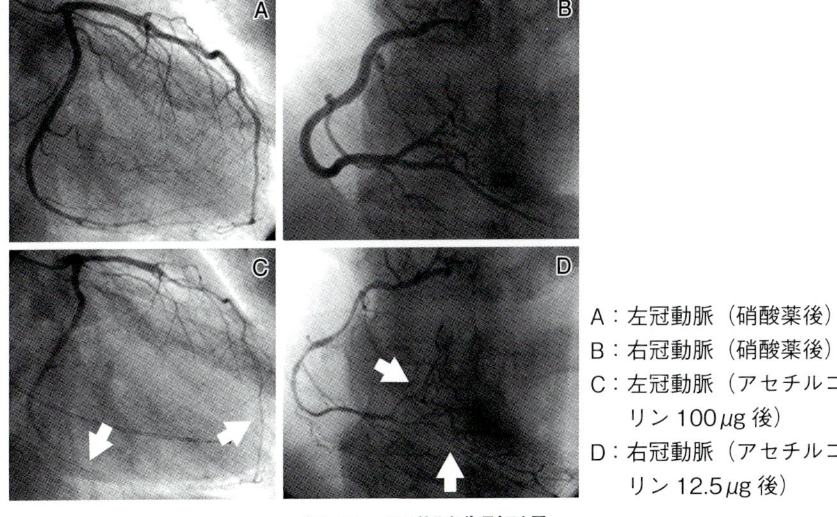

A：左冠動脈（硝酸薬後）
B：右冠動脈（硝酸薬後）
C：左冠動脈（アセチルコリン 100 μg 後）
D：右冠動脈（アセチルコリン 12.5 μg 後）

図 19　冠動脈造影所見

攣縮の診断はできません．アセチルコリン・エルゴノビン等の薬剤誘発負荷試験を受けていない冠攣縮性狭心症疑いの方は，冠動脈のどの部位で異常収縮を認めるのか，何ヵ所で異常収縮するのか，限局型かびまん型の冠動脈異常収縮かは不明です．この点を，診断する医師はよく理解することです．冠攣縮性狭心症は，まずは，診断することから始まりますが，最終的には，疾患の重症度判定が必須の事項の一つです．この結果に応じて，服薬量が考慮されますので，薬剤誘発負荷試験は非常に大事な検査です．

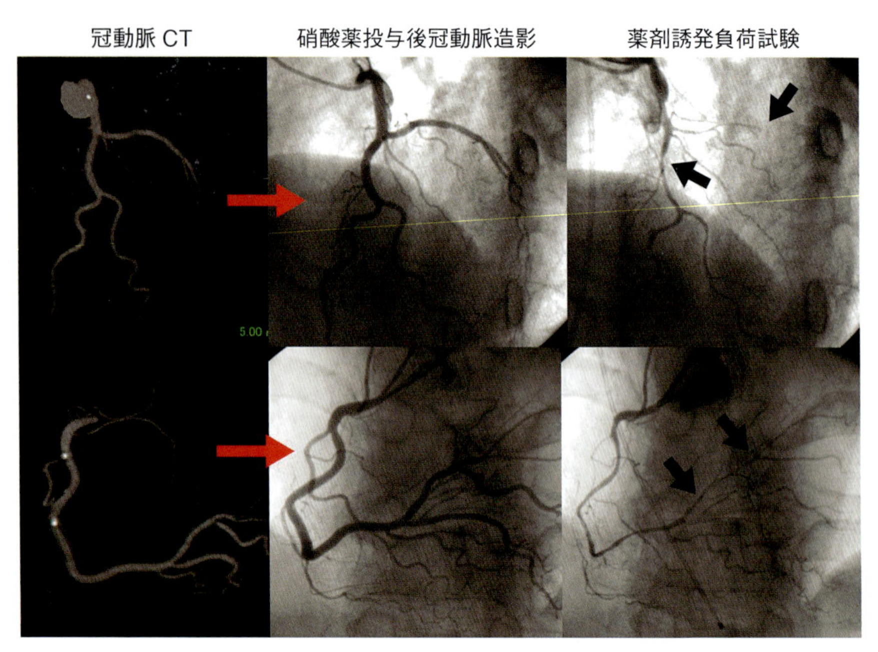

図 20　冠動脈 CT 所見と冠動脈造影所見の対比

ポイント

冠動脈 CT 検査では，冠動脈に病的狭窄があるのか否かは解りますが，冠攣縮の最終診断は困難です．したがって，冠動脈 CT 検査で，器質的冠動脈狭窄を認めなかった場合にも安心はできません．冠攣縮性狭心症の重症度は不明です．

専門医からのアドバイス

図 20 に安静時胸痛で受診された患者さんの冠動脈 CT 所見と硝酸

薬投与後の冠動脈造影所見を提示しました．冠動脈 CT 検査からは，硝酸薬投与後の冠動脈造影所見は理解できますが，薬剤誘発負荷試験で３枝に誘発冠攣縮陽性所見を認めることは推測できません．この点を再度銘記下さい．

8-2. 観血的負荷試験

8-2-1）アセチルコリン負荷試験：

アセチルコリンは，冠動脈の内皮が正常な状態では，冠動脈の拡張をもたらしますが，冠動脈の内皮障害がある場合には，冠動脈の収縮をきたします．この反応から，冠動脈内にアセチルコリンという物質を段階的に投与し，冠動脈の異常収縮状態の有無を検査する負荷試験です．我が国の泰江弘文先生と奥村謙先生が，世界に先駆けて御報告され，我々が，今日，心臓カテーテル検査時に臨床使用しています．一般的には，左冠動脈内に 20/50/100 μg を，右冠動脈内に 20/50 μg を約 20〜30 秒間で冠動脈内投与し，投与開始約 1 分後に造影します．各投与量の間隔は 3〜5 分で，先に，左冠動脈から開始し，右冠動脈への負荷試験実施がガイドラインでは推奨されています．また，アセチルコリンを冠動脈内投与しますと一過性の徐脈を認めるために，一時的ペースメーカの挿入が必須の事項です．これらのアセチルコリン投与量は，異型狭心症をゴールドスタンダードに策定されていますので，活動性の低下した症例では，診断困難な場合も考慮され，我々は，左冠動脈最大 200 μg，右冠動脈最大 80 μg 投与も実施しています[10, 11]．アセチルコリンは比較的作用時間が短く，誘発された冠攣縮も自然解除することが多いと報告されていますが，中には重篤な合併症併発の可能性もあり得ますので，血行動態の変化に即座に対応可能な態勢で，検査に熟練した循環器科医の施行が望まれます．海外では，一時的ペースメーカを挿入せず，約 3 分間で投与する方法も報告されていますが[12]．アセチルコリンを 3 分間投与しても徐脈を認める症例はありますので，安全性を考慮し，一時的ペースメーカ挿入後の検査をお勧めします（表 5）．

我が国のガイドラインにも，一時的ペースメーカ挿入は，必須の事項と記載されています．

表5　同一症例におけるアセチルコリン20秒間投与と3分間投与の比較

	アセチルコリン投与時間		
	20秒間	3分間	p value
胸痛・胸部圧迫感有り	22（73.3％）	13（43.3％）	＜0.05
虚血性心電図変化陽性	15（50.0％）	7（23.3％）	＜0.05
ST上昇	6（20.0％）	2（6.7％）	ns
ST低下	9（30.0％）	5（16.7％）	ns
誘発冠攣縮陽性	22（73.3％）	10（33.3％）	＜0.01
左前下行枝	22（73.3％）	8（26.7％）	＜0.001
回旋枝	8（26.6％）	3（10.0％）	ns
限局型冠攣縮	9（30.0％）	5（16.7％）	ns
び慢型冠攣縮	21（70.0％）	6（20.0％）	＜0.001
ペースメーカリズム	19（63.3％）	7（23.3％）	＜0.01

ポイント

アセチルコリンはムスカリン受容体を介し，冠動脈内皮障害を認める場合には，異常収縮を呈します．冠動脈内投与に際し，一過性の徐脈を認めるために，一時的ペースメーカ挿入が必須です．

専門医からのアドバイス

我が国のガイドラインには，アセチルコリンは約20〜30秒間で冠動脈内投与すると記載されています．しかし，海外からは一時的ペースメーカを挿入せず，アセチルコリンを約3分間で投与する方法が報告されています．我々が施行した同一30症例における左冠動脈アセチルコリン20秒間投与と3分間投与での比較を表5に提示しました．少ない症例ですが，胸部症状・有意の心電図変化・誘発冠攣縮ともに，アセチルコリン20秒間投与の方が有意に高値でした．また，アセチルコリン3分間投与でも，心拍数40/分に設定したペースメーカリズムを23.3％に認めました．20秒間投与では，約2/3の63.3％に認めました．右冠動脈での検討は行っていませんが，右冠動脈での3分間投与でも，左冠動脈以上に高率にペースメーカリズムを認める可能性が高いと思われます．安全性の面からは，やはり一時的ペースメーカ挿入が必須の条件と思います．事実，海外からの報告も，約1/3の症例にしか右冠動脈へのアセチルコリン負荷試験は実施されていませんでした．

8-2-2）エルゴノビン負荷試験：

冠動脈内に，エルゴメトリンを20〜60 μgを約2〜4分間で持続投与する方法が我が国のガイドラインでは推奨されています[13)]．我々は，エルゴメトリン64 μgを左冠動脈内に，40 μgを右冠動脈内に約2〜4分間で持続投与しています．投与間隔は約5分間で，投与後1〜2分後に造影検査を実施しています[14, 15)]．エルゴメトリンは，アセチルコリンに比して，作用時間が長く，誘発された冠攣縮が自然解除される可能性は低く，硝酸薬の投与が必要となる場合が多く認められます．アセチルコリンとは異なり，エルゴメトリン投与にて徐脈になることはなく，一時的ペースメーカの挿入は必須ではありません．冠攣縮性狭心症の診断・重症度判定目的で施行する場合は，エルゴメトリン負荷試験より先に，アセチルコリン負荷試験実施を推奨します．アセチルコリン負荷試験陰性の場合には，エルゴメトリン負荷試験追加を勧めます．この2種類の薬剤は，介する受容体が異なり，同じ血管反応性を示しません（アセチルコリンはムスカリン受容体を，エルゴメトリンはセロトニン受容体を介して作用します）．このことを理解している循環器科医は少ないようです．海外の多くの国では，エルゴノビン使用が困難な状態です．

ポイント

エルゴノビンは，セロトニン受容体を介し，血管平滑筋の異常収縮を惹起します．自然解除することは少なく，解除に，硝酸薬冠動脈内投与を必要とする場合が多いようです．冠攣縮の診断に用いる場合は，先に，アセチルコリン負荷試験施行を推奨します．

専門医からのアドバイス

薬剤誘発負荷試験に使用する薬剤は，アセチルコリンとエルゴノビンの２種類しかありません．エルゴノビンの経静脈投与法を現在も使用している施設はほとんどないと思いますが，ガイドラインの中にも選択的投与法が推奨されていますので，経静脈投与法から選択的冠動脈内投与法に変更をお勧めします．この２種類の誘発薬剤は，前述したように介する受容体が異なりますので，同じ血管反応性を有しません．図21に提示したように，同一症例におけるアセチルコリンの誘発冠攣縮陽性率は39.3％でしたが，エルゴノビンの陽性率は25.8％と，有意にアセチルコリン負荷試験で高値でした[16]．また，女性例には，エルゴノビンに比してアセチルコリンがsupersensitiveでした[17]．女性例には，アセチルコリン負荷試験を推奨します．

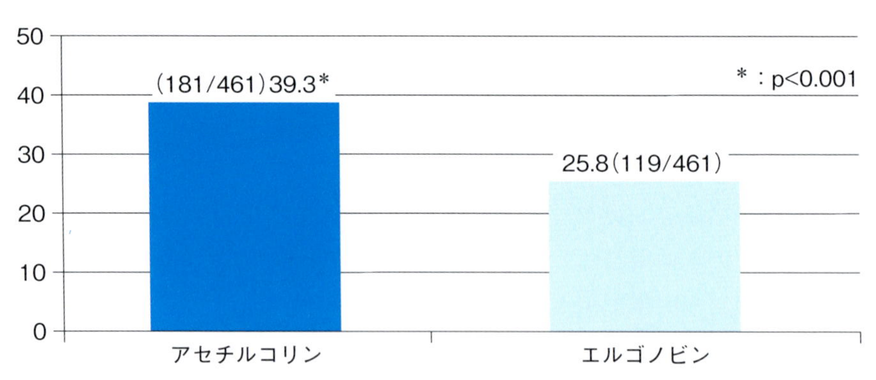

図21　AChER同時投与例における冠攣縮誘発頻度の比較（n = 461）

8-2-3）シークエンシャル負荷試験：

単独のアセチルコリン・エルゴノビン負荷試験を実施しても，日常臨床現場では，診断困難な冠攣縮に遭遇する場合もあります．この際には，薬剤の作用時間から，先にアセチルコリン負荷試験を施行し，その後にエルゴノビン負荷試験を，最後に，アセチルコリンを追加投与する負荷試験施行を考慮することも選択肢のひとつです[18]．多くの施設が薬剤誘発負荷試験前の冠拡張薬中止48時間を採用しているようですが，我々は，安全性の面から冠拡張薬の中止を24時間としています．このことが，シークエンシャル負荷試験まで必要とする一因かもしれません．

ポイント

活動性の低下した冠攣縮性狭心症例や，若年者の冠攣縮性狭心症の診断の際には，単独薬剤誘発負荷試験や相補的薬剤誘発負荷試験でも診断困難な症例を経験する場合があります．この際には，シークエンシャル負荷試験実施も選択肢のひとつです．しかし，強力な冠収縮薬投与となる可能性も考慮されるために，種々の合併症併発に対応可能な状態での負荷試験実施が望まれます．

専門医からのアドバイス

図22に薬剤誘発負荷試験のフローチャートを提示しました[19]．アセチルコリン，エルゴノビンの単独負荷試験，両薬剤の相補的負荷試験，一連のシークエンシャル負荷試験と種々の負荷試験施行が考慮されます．単独負荷試験が陰性で，強く冠攣縮を疑う場合の参考になればと思います．しかし，安全に合併症併発なく薬剤誘発負荷試験を終了することを第一に優先して下さい．

1）単独負荷試験

アセチルコリン負荷試験
左冠動脈（20/50/100/200 μg）
右冠動脈（20/50/80 μg）

エルゴノビン負荷試験
左冠動脈（64 μg）
右冠動脈（40 μg）

2）相補的負荷試験

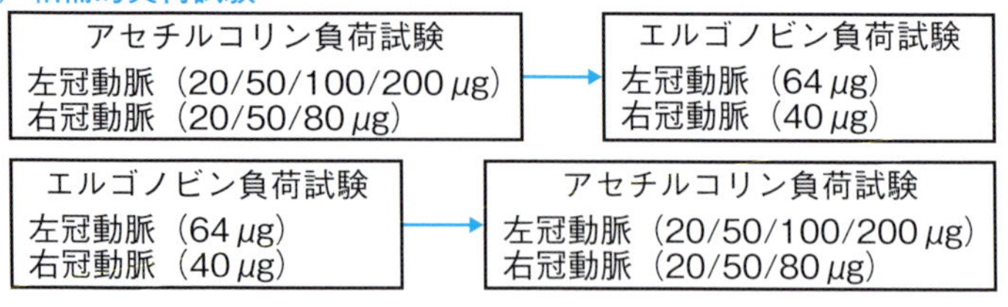

3）シークエンシャル負荷試験

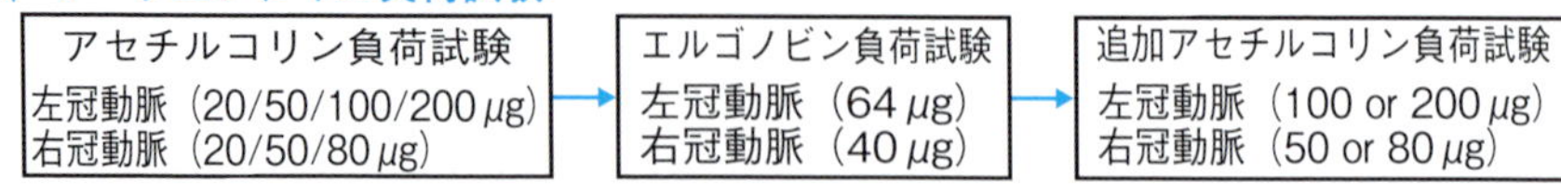

図 22　薬剤誘発負荷試験フローチャート

9　治療方法（薬物・非薬物治療・冠動脈形成術）

9-1．薬物療法

冠攣縮性狭心症の根本的治療方法は，服薬継続が第一です．カルシウム拮抗薬・硝酸薬を主体とした血管拡張薬を発作抑制目的で，眠前か朝眠前に服用することです．服薬忘れは，狭心症発作出現を惹起する可能性がありますので，なるべく忘れず一生服薬することが一番大事なことです．これらの薬は，根本的な治療薬ではなく，冠動脈の易収縮性を軽減する目的で投薬されるために，自己中断後に，突然死等の重篤な合併症併発も認めます．以下によく投薬される薬について記載します．

●**ニフェジピン（アダラート®）（バイエル薬品株式会社）**：この製剤は，アダラートL®（10 mg と 20 mg）と，アダラートCR®（10 mg と 20 mg

と 40 mg）に大きく分けられます．眠前の 1 回投与が推奨されていますが，症例によっては，朝眠前の 2 回投与も用いられています．冠動脈拡張作用は強力です．副作用として，動悸（血管拡張に伴う頻脈から起こる）・血圧低下・頭痛等が挙げられます．また，長期服用後に歯肉炎を認める場合や，下肢浮腫を認める場合もあります．歯肉炎を認める場合は，他のカルシウム拮抗薬への変更をお勧めします．下肢浮腫の場合は，利尿薬少量追加でも改善乏しい場合には，他のカルシウム拮抗薬に変更を勧めます．後述しますが，下肢浮腫を認めても，翌朝には浮腫軽減消失を認め，体重増加も認めない場合は，次回受診時に相談して下さいと説明して下さい．

ニフェジピンのジェネリック薬

後発薬として，ニフェジピン CR 錠（日医工），ニフェジピン CR 錠（サワイ），ニフェジピン CR 錠（トーワ），ニフェランタン CR 錠（全星薬品工業），ニフェジピン CR 錠（ニプロ）を認め，各々，10 mg と 20 mg と 40 mg があります．

● **ベニジピン（コニール®）（協和発酵キリン株式会社）**：降圧薬としても使用されますが，我が国では狭心症にも使用されることが多い薬です．コニール® 4 mg 眠前か，コニール® 8 mg 朝眠前の投薬が一般的です．降圧薬としても使用されるために，アダラート®同様に，血圧低下を認める場合はあります．副作用としては，動悸・血圧低下・頭痛があげられ，下肢浮腫も認める場合があります．

ベニジピンのジェネリック薬

主なコニールの後発品の容量は 2 mg と 4 mg と 8 mg で，塩酸ベニジピン錠（NP（ニプロ），MEEK（小林化工），マイラン）とベニジピン塩酸塩錠（テバ，サワイ，日医工，CH（日本ジェネリック），タナベ，杏林，アメル（共和），ツルハラ，トーワ）があります．

● **ジルチアゼム（ヘルベッサーR®）（エーザイ株式会社）**：このカルシウム拮抗薬は，上述のカルシウム拮抗薬と異なり，服薬後に頻脈になることは少ないと思います．投薬量は，眠前にヘルベッサーR®（100）1錠か，朝眠前に2錠かを用いる場合が多いようです．徐脈になることが多く，既に，徐脈になりやすい薬（β遮断剤・ジギタリス製剤など）を服用している場合は，服薬開始後の検脈は必須の事項です．やや頻脈傾向で，血圧高値でない場合は，第一選択薬として考慮すべきかと思います．また，冠攣縮性狭心症の中には，1剤のカルシウム拮抗薬では発作抑制が不十分な症例も多く認め，そういう場合は，ジヒドロピリジン系の上記カルシウム拮抗薬にベンゾジアゼピン系のヘルベッサーR®を追加すると発作抑制効果が期待できる場合が多いようです．以前は，ヘルベッサー（30）錠剤を日に2〜4回処方が多く用いられていましたが，現在は，持続性のヘルベッサーR®（100）錠が主流になっています．私は，重症例には，アダラートCR®かコニール®とヘルベッサーR®を組み合わせることが多く，この2種類のカルシウム拮抗薬併用で治療中の患者さんが多くおられます．

ジルチアゼムRのジェネリック薬

容量100 mgと200 mgのジルチアゼム塩酸塩の後発品は，ジルチアゼム塩酸塩徐放カプセル（日医工），ジルチアゼム塩酸塩Rカプセル（サワイ），ルチアノンカプセルR（佐藤薬品－東和薬品））があります．

●**一硝酸イソソルビド（アイトロール®）（トーアエイヨー　アステラス製薬）**：硝酸薬の舌下投与，または噴霧は，発作時の特効薬です．ニトログリセリン（ニトロペン®）・硝酸イソソルビド（ニトロール®）の舌下使用，ミオコール®・ニトロール®噴霧剤使用が，臨床現場では使用されています．経口の長時間作用型硝酸薬として一硝酸イソソルビド（アイトロール®）・硝酸イソソルビド（フランドル®）が，貼付剤として，フランドルテープ®・ミリステープ®・ニトロダームTTS®が使用可能です．最近は，硝酸薬の耐性から漫然とした使用は推奨されず，休薬時間を持たせることが必要とされています．当初は，朝夕か朝眠前で硝酸薬を服用していましたが，発作が消失してきた場合は，一日一回に減量を考慮してみて下さい．また，硝酸薬の貼付剤は，入浴後に貼付使用し，翌日午後に剥がして頂くように説明することもあります．硝酸薬による副作用は，頭痛・動悸・血圧低下が挙げられますが，頭痛が著明で使用困難な症例も経験します．中には，数日後に頭痛の軽減・消失を認める症例もありますが，症状改善乏しい場合は中止するしかないと思います．

一硝酸イソソロビドのジェネリック薬

一硝酸イソソルビド錠（サワイ），一硝酸イソソルビド錠（トーワ），一硝酸イソソルビド錠（タイヨー），ソプレロール（日新製薬），タイシロール（大正製薬―デパ薬品）があげられ，各 10 mg と 20 mg 錠があります．

● **ニコランジル（シグマート®）（中外（ロシュ））**：我が国で開発されたカリウムチャネル開口薬であるシグマート®は，2.5 mg と 5 mg 製剤があります．1 日 2～3 回投与で，冠攣縮性狭心症には，補助薬として追加投与される場合が多いと思います．私は，シグマート®単独で治療することは少なく，カルシウム拮抗薬・硝酸薬投与後にも症状改善乏しい場合に，追加投与を考慮する場合が多いと思います．副作用は，頭痛が挙げられます．

ニコランジルのジェネリック薬

ニコランジル錠（日医工），ニコランジル錠（サワイ），ニコランマート錠（東和薬品）があげられ，各々，2.5 mg と 5 mg 製剤があります．

● **その他の薬**：スタチン・アンジオテンシン拮抗薬阻害薬などが，ガイドラインには記載されていますが，あくまで補助的使用です．

● **β 遮断薬**

冠攣縮性狭心症の患者さんに，カルシウム拮抗薬も硝酸薬も処方せず，β 遮断薬単独で処方された場合には，症状が増悪する可能性が高いと思われます．患者さんの症状が労作時のみであっても，冠攣縮が原因で起きる可能性はあり得ますので，先に，カルシウム拮抗薬・硝酸薬を処方し，その後も労作時に胸部症状を認める場合に，β遮断薬開始を考慮された方が問題は少ないと思います．冠動脈に器質的狭窄部位を認め，労作性狭心症と診断され，β遮断薬単独で処方され，かえって症状増悪を認め，救急車で搬送される方もおられます．

9-2．非薬物治療

禁煙・適正体重の維持・適度な運動・規則正しい生活習慣・ストレス解除・適正な睡眠確保とともに，冠動脈危険因子の是正（血圧・脂質・血糖コントロール）が挙げられます．すべて大事なことですが，冠攣縮性狭心症と診断されたら，即，禁煙です．

患者さんへの説明

冠攣縮性狭心症と診断された場合は，服薬治療の前にまず禁煙です．喫煙継続は，症状悪化に繋がる可能性があります．

専門医からのアドバイス

冠攣縮性狭心症患者さんの多くは男性で，喫煙歴を有しています．カルシウム拮抗薬，硝酸薬を含めた治療開始とともに，徹底した禁煙指導をお願いします．

9-3．冠動脈形成術

冠動脈の器質的狭窄を有する部位に冠攣縮を認める場合も，第一にカルシウム拮抗薬・硝酸薬を主体とした服薬治療ですが，服薬下にも胸部症状の残存を認める場合は，冠動脈形成術も考慮します．治療抵抗性で少なくとも75％以上の器質的冠動脈狭窄部位であれば，積極的に冠動脈形成術が施行されていると思います．冠動脈形成術施行を苦慮する症例の多くは，50～75％の狭窄部位ですが，症例によっては，冠動脈形成術後に，投薬減量可能な症例も経験しますので，私は，治療抵抗性の場合には，中等度狭窄症例であっても冠動脈形成術を選択しています．また，最近は，ステント留置をされる場合が多く，ベアメタルステントと薬剤溶出性ステントが使用されていますが，第3世代以降の薬剤溶出性ステントは，留置後の冠攣縮に関する報告は少ないようです．しかし，中には，ステント留置後に治療抵抗性冠攣縮を認める場合もあり，その場合には，カルシウム拮抗薬を含めた投薬追加をまず考慮すべきと思います．

ポイント

原則は薬物治療ですが，中等度狭窄部位（50～75％狭窄部位）に治療抵抗性冠攣縮を認める場合は，ステントを用いた冠動脈形成術も選択肢のひとつです．

専門医からのアドバイス

50～75％狭窄部位に治療抵抗性冠攣縮を認める場合は，患者さんにリスクを説明後に冠動脈形成術を選択するのも選択肢の一つです．しかし，治療後もカルシウム拮抗薬の継続は忘れないことです．

Ⅱ. 症状と原因

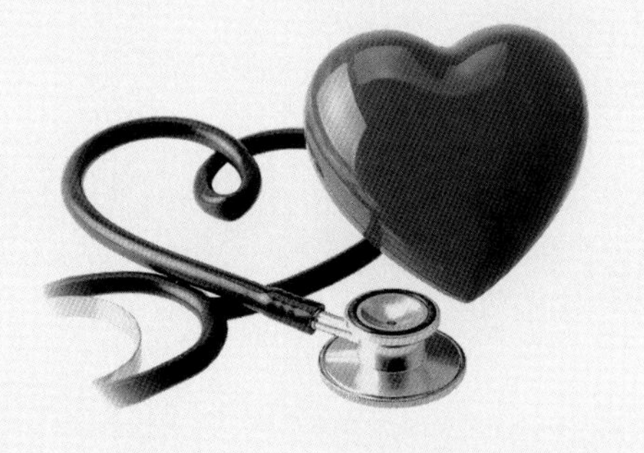

Ⅱ．症状と原因

10　原因は？

今までの報告では，冠攣縮性狭心症は，欧米人に比してアジア人に多い心疾患のひとつで人種差を認めるとされていました．遺伝子に関する報告も数多く報告されていますが，特定の遺伝子のみでの説明は困難で，複数の因子の相互作用が関与している可能性が考慮されます．冠攣縮の主因は，冠動脈内皮障害説と冠動脈平滑筋障害説と議論されてきましたが，内皮障害が主の方もいれば，平滑筋障害が主の方も，また，両者に障害を有している方もおられると考えた方が理解しやすいものと思われます．また，冠攣縮性狭心症の発症には，種々様々な因子が関与しており，持って生まれた内的要因と外的要因が複雑に絡みあって発症すると考えざるを得ないかもしれません．生来，冠攣縮を発症しやすい素因を持った方が，外的要因である喫煙・ストレス・高血圧・糖尿病・脂質異常症などを併発すると，最終的に冠攣縮性狭心症という表現型を獲得しますが，冠攣縮を発症しやすい素因を全く持たない方は，種々の外的要因を持っても発症しにくいと考えるしかないようです．極度のストレス状態に陥っても，冠攣縮性狭心症を発症しない方は多いと思います．一方，同様の極度のストレス状態で冠攣縮性狭心症を発症する患者さんも多数認めます．臨床現場で多くの患者さんを診察させて頂いて思うことは，冠攣縮性狭心症は一つの臨床症候群であり，種々様々な病態を持つ患者さんが最終的に冠動脈が異常収縮することで診断された心疾患名であると思います．近い将来，一部の症例の原因解明がなされるかもしれませんが，この心疾患の多様性を考慮しますと，全容解明には，膨大な時間と症例の蓄積が必要であると思われます．

ポイント

冠攣縮の主因は，冠動脈内皮障害，冠動脈平滑筋障害，その両者と種々様々な病態を呈し，冠攣縮性狭心症は一つの臨床症候群と思われます．

専門医からのアドバイス

冠攣縮の原因を冠動脈内皮障害説と平滑筋障害説に分けて考えるのではなく，両者の障害が複雑に関与している病態ととらえた方が理解しやすいものと思われます．

11 一生治らない疾患か？

治る心疾患ではないと前に記載しました．冠攣縮性狭心症は，病期の活動性の高低により，非常に変動を認めることも多く経験します．何をやっても発作が頻発していたかと思うと，嘘のように発作が出現しなくなることもあります．一度，冠攣縮性狭心症と診断され，服薬を開始すると，その後全く発作が出現しなくなる症例もあります．おそらく，冠攣縮性狭心症の一部の症例では，服薬中止しても発作が出現しないような症例が存在する可能性があると思います．そうすると，一生治らない疾患ではなく，治る疾患になりますが，現時点では，治ったかどうかを判定できる方法がありません．そのため，**安全性を考えて，「一生治らない疾患」と考えていた方がよい**と思います．診察を受けている医師から，「発作が出なくなったので，そろそろ薬をやめましょう」と言われた患者さんは，ほとんどおられないと思います．将来，完治したということがなんらかの検査等で判明するようになれば，服薬中止可能かもしれません．しかし，現時点では，非常に難しい問題です．

患者さんへの説明

冠攣縮性狭心症は，一生服薬が必要な心疾患です．

専門医からのアドバイス

冠攣縮性狭心症は，一生服薬が必要な心疾患であることを再度説明して下さい．服薬減量は可能かもしれませんが，服薬中止可能と判断できる検査が現時点ではありません．したがって，万が一，患者さんの強い希望で，服薬中止せざるを得ない場合でも，ニトロの携帯と症状再出現時には，必ず受診されることを説明しておかれることをお勧めします．

12 服薬継続したら完治するのか？

冠攣縮発症の原因が不明ですので，完治も困難であるとしか言いようがありません．一部の症例では，投薬開始後にほぼ胸部症状消失を認め，完治した可能性のある患者さんは経験しますが，投薬中止を判定する客観的判断基準がないために，完治の判定が困難です．投薬治療開始後，胸部症状は消失を認めるが，数年以上経過後に再度，心臓カテーテル検査を受けられた症例では，同様に冠攣縮が誘発され，病態の改善が乏しい症例も報告されています．現時点では，症例によっては，完治している可能性がある症例もありますが，多くの症例では，持続している可能性があり，服薬中止を推奨できる症例は少ないと考えた方がよいと思われます[20)]．服薬自己中断後に突然死やニアミス症例を経験することはあり，服薬継続を患者さんには勧める方が安全だと思います．投薬減量・中止を希望される患者さんには，突然死の可能性もあり得ることを説明し，万が一の場合を考慮して，硝酸薬の携帯は必ず勧めることです．現在は，訴訟社会であり，医師が安易に服薬中止を指示し，突然死発生の場合には，訴訟となり敗訴の可能性が高いものと思われます．患者さんには，完治する心疾患の可能性は低く，状態が改善しても，投薬減量の可能性はあるが，中止は困難な心疾患と認識して頂くことです.

患者さんへの説明

冠攣縮性狭心症は完治する疾患ではなく，高血圧・脂質異常症と同様に，一生，服薬が必要な心疾患です.

専門医からのアドバイス

冠攣縮性狭心症患者さんの治療開始時に，「**冠攣縮性狭心症は，高血圧や脂質異常症と同じように，一生服薬が必要な心疾患である**」ことを，まず説明しておいて下さい．また，治療状況によっては，減量可能かもしれませんが，中止は困難であることも付け加えておかれることをお勧めします.

13　症状出現時の状況を克明に書き出せ

冠攣縮性狭心症の患者さんは，一例一例異なりますので，発作がどのようなきっかけで起きるのか，どのような時間帯に起きるのか，何をしている時に起きやすいのか，どうすれば治りやすいのかなどについて，記載してみることを患者さんにはお勧めしています．患者さんによっては，読書中や車の運転中や夕方ぼっとテレビを観ている際に発作が出やすいとう方もいます．発作が出やすい状況を自分でよく理解し，こういう場合には，発作が出やすいと把握できれば，なるべく，そういう状況にならないように心掛けるのも一つの対処法です．発作が起きやすい状況を避けることで，発作が起きにくくするのです．私の外来を受診される冠攣縮性狭心症の患者さんの中には，受診までの間に，発作が何回あり，ニトロを使用したか否か，効果はあったのか，どれくらいの時間で胸部症状が消失したのか，何が誘因と考えられたのかなどを克明に記載されて持参される方もおられます（表6に提示しました）．診察させて頂く医師の側からは，非常に状態が理解しやすく，助けになります．全く発作もなく，おかしいかな

表 6　冠攣縮性狭心症疑い患者さんの発作ノート

〈2015〉
2/13 14：20 昼寝中に発作，4/5 7：20 起床時に発作，5/13 14：20 昼寝中に発作あり，ニトロ舌下で軽快
6/25 読書中，7/10 睡眠中，8/14 昼食前に発作あり，ニトロ使用で軽快
11/4 18：40 入浴前にニトロ舌下したのみ．2011 年には 10 回/年，2012 年は 11 回/年ヘルベッサー 2T 増量後に 7～8 回/年に減少した．
〈2016〉
12/18 13：30 読書中発作，1/9 12：20 昼飯前に発作あり，ニトロ使用した．2013 年は 7 回，2014 年は 8 回，2015 年は 8 回発作があった．
5/7 6：40 起床直後に発作あり，ニトロ舌下で 2 秒で消失した．6/21 19：00 散歩中に発作あり，ニトロ舌下した．
今回は発作なし．今年は，今までに 3 回のみの発作である．

という違和感もなければ，記載は必要ありませんが，発作が頻回に出現する時期には，発作状況をノートに残し，外来受診時に，コピーの持参をお勧め下さい．

患者さんへの説明

発作が起きた時間帯，持続時間，ニトロ効果，誘因，何をしていた時かを記載し，外来受診時に持参して下さい．外来主治医に，より理解してもらえると思います．

専門医からのアドバイス

冠攣縮性狭心症が疑われる患者さんには，発作の誘因と思われること，発作時間，発作持続時間，発作時の状況（冷や汗を伴ったか否かなど）を克明に聴取することをお勧めします．外来初診の患者さんの場合は，発作時のニトロ舌下効果判定までの間に，上記内容を可能な範囲で記載し持参を勧めて下さい．また，発作時にニトロを舌下した場合は，舌下後何分くらいで改善消失したかについても記載してもらって下さい．

14 朝方の発作が多い

前述したように，冠攣縮性狭心症の患者さんの症状は，朝方の時間帯に発作が起きることが多いことは確実な事実です．これは，自律神経である交感神経・副交感神経の活動による変化で，睡眠中は副交感神経が優位な状態になります．冠動脈は，この影響で夜間朝方は，日中に比して冠動脈が収縮しやすい状態になっています．このため，早朝明け方に胸痛で眼が覚めるという患者さんが多いようです．また，ある一部の患者さんは，午前中が調子が悪いと話される方もいます．私の経験では，「午前10時11時頃までは調子が悪いが，それ以後は調子良くなる」という患者さんがおられます．冠攣縮性狭心症の方は，寒さが発作の引き金になる方も多く，気温の低下も関係しているかもしれません．胸の痛み等はないが，このような午前中は，なにかやる気が出ない・調子が悪い・すぐれないが，昼前から体調が改善する方の中には，冠攣縮性狭心症が原因の方もいますので，外来等でこのような訴えをされる患者さんを診察された際は，冠攣縮性狭心症も鑑別に入れて精査を勧めて下さい．

ポイント

冠攣縮性狭心症の患者さんの中には，午前中は調子が悪いが，午後から調子良くなる方もいます．

専門医からのアドバイス

ある患者さんが，大きな病院の循環器科を受診中でしたが，「午前中は調子が悪いが，午後からは調子がよくなる」と外来で話されたそうです．外来主治医から，心療内科受診を勧められたようです．しかし，患者さんは，やはり何か心臓が調子悪いのではないかと思い，心療内科ではなく，近くの当院の外来を受診されました．患者さんの話をよく聞き，冠攣縮性狭心症の可能性が考慮され，心臓カテーテル検査目的で入院されました．冠動脈造影検査では，有意狭窄所見は認めず，アセチルコリン負荷試験で典型的な冠攣縮陽性所見を認めました．カルシウム拮抗薬・硝酸薬を開始し，症状は軽減消失しました．先入観を持たず，外来で患者さんの訴えをよく聞いてあげて下さい．冠攣縮診断の一番の近道は問診です．

15 ストレス・不眠で症状悪化する

冠攣縮性狭心症の患者さんの発作誘因の一つに，ストレスが挙げられます．家族に関する悩みや仕事上の悩みや友人関係からの悩みから，冠攣縮性狭心症を発症する方も多く経験します．また，ストレス状態の方は不眠を認めることも多く，不眠がさらに状態悪化をもたらします．ある冠攣縮性狭心症の方は，仕事上のストレスから意識消失を伴う発作を再々認めていましたが，退職後には，仕事に関するストレスがなくなり，ほとんど発作が消失しました．ストレス・不眠以外では，感冒に罹患し体調悪化後に発作が頻発するようになることもあります．日常生活で，ストレスを完全になくすることは困難ですが，気持ちの切り替えやリフレッシュを行い，なるべくストレスを重くしない，引きずらない努力は必要かもしれません．患者さん自身でできるストレス対処法・解消法の実行を勧めて下さい．また，不眠の場合は，軽い精神安定薬や睡眠薬を屯用で用いてみるのもひとつの方法かもしれません．臨機応変に対応し，患者さんの体調管理に努めることも大切です．

ポイント

冠攣縮性狭心症の患者さんは，ストレスや不眠や感冒等にて，症状が悪化する場合があります．

専門医からのアドバイス

冠攣縮の増悪因子のひとつにストレスがあることはよく理解されて

いると思います．診察している患者さんの日常生活まで立ち入ることは難しいかもしれませんが，「何か気になることとか，ストレスはありませんか？」とさりげなく聞いてみることで，何かヒントが得られるかもしれません．

16 無症状の場合もある

冠攣縮性狭心症は，最初に記載しましたが，狭心症の中のひとつですので，何らかの胸部症状を呈する疾患ですが，中には，ほとんど胸部症状を認めない症例も経験します．こういった患者さんを無症候性（無痛性）冠攣縮性狭心症と呼ぶべきか否かは，議論のあるところですが，臨床現場には，非典型的な胸部症状を訴える方やほとんど胸の症状を訴えない患者さんまで存在するようです．我々循環器科医が冠攣縮性狭心症と診断しているのは，胸痛や胸部圧迫感を主訴に外来受診された方か，心電図異常で受診される方のみです．胸の症状を全く認めない方や非典型的な症状の方は，循環器科医の前に診察に来られる機会は少ないかもしれません．この世の中には，冠攣縮が原因でいろんな症状を呈する方が多く存在し，特に胸痛や胸部圧迫感等を認め，外来受診される症例を我々循環器科医が精査し，冠攣縮性狭心症と診断しているのが現状かもしれません．

最近，経験した症例ですが，50歳代の男性で，心電図異常を検診で指摘され，2次検診で外来受診されました[21]．約10年前にも同様に，心電図異常を指摘され，最終的に冠動脈造影検査とアセチルコリン負荷試験を受けて冠攣縮性狭心症と診断されていました．カルシウム拮抗薬が処方されましたが，患者さんは1ヵ月の服用で自己中止されました．何も症状もないのに服薬する必要がないと判断されたようです．今回も同様に胸の症状は全く認めませんでした．トレッドミル運動負荷試験を実施しましたが，最大心拍数140/分で，胸部症状は全くありませんでしたが，広範囲の虚血性心電図変化を認め，冠動脈造影検査を施行しました．10年前と著変なく，動脈硬化進行はありませんでした．アセチルコリン負荷試験で，左冠動脈前下行枝と回旋枝に誘発冠攣縮陽性所見を認め，心電図も虚血性変化陽性でしたが，患者さんは，「なんともない」と申されました．2枝の冠攣縮性狭心症と診断し，カルシウム拮抗薬の服薬治療を開始しました．今回は，服薬の必要性を説明し理解して頂き，服薬継続し定期的に通院されています．日常生活では，胸の症状は認めないようですが，よくよく聞くと，「時々しんどいかなと思うことがある」，「朝起床時に冬でも寝汗をびっしょりかいていることがある」と申されました．これは冠攣縮による症状の可能性が高いと思われますので，カルシウム拮抗薬服薬をお勧めました．数ヵ月後の服薬下でのトレッドミル運動負荷試験では，虚血性心電図変化の改善を認め，「そう言えば，あれから，寝汗をかかなくなった」と申されました．しかし，「まだ，時々，しんどいかなと思うことはある」ようです．カルシウム拮抗薬が効いている可能性が高く，服薬継続を勧めています．本症例のような方が非常に多く存在される可能性があります．こういった症例の発掘診断は，非常に困難です．こういった症例の方は，診断もつかず服薬治療不可能ですから突然死される可能性があるものと思われますが，実態調査は困難なようです．しかし，狭心症は，胸の症状を有するという概念に捕らわれることなく，今後は，精査を勧めていく必要があると思います．

ポイント

冠攣縮性狭心症の中には，胸部症状を全く認めない一群が存在します．

専門医からのアドバイス

診察にあたる医師が，冠攣縮が原因の心筋虚血が惹起されている場合にも，胸部症状を全く認めない症例が存在することを認識する必要があります．冠攣縮は種々の心疾患に関与している可能性があり，先入観をもたずに，患者さんの訴えや臨床現場から得られる検査所見を解析する必要があります．

17　季節の変わり目が調子が悪い

冬から春への，秋から冬への季節の変わり目に，体調を崩す方は多いと思います．同様に，冠縮性狭心症の患者さんも，春先や秋から冬に移る季節の節目に発作が増悪する方がおられます．これは，気温の変化が顕著になることもひとつの誘因かと思いますが，春先は，新学期・就職などの行事にともなう精神的ストレスなどの関与もあるかもしれません．秋から冬への移行期は，温度の変化が主因かもしれません．いずれにしても，寒い時から温かくなる時，気候のよい秋から寒くなる時期に，調子が悪くなる方を経験します．冠攣縮性狭心症の患者さんの心臓は，非常にデリケートな状態で，外的要因の変化に追従するのに，一般の方より時間がかかるのかもしれません．冠攣縮性狭心症で治療を受けておられる患者さんには，季節の変わり目に注意が必要であることを説明して下さい．患者さんには，季節の変わり目は発作が起きやすくなる可能性があると自覚して頂き，早めの対応をお勧め下さい．

患者さんへの説明

冠攣縮性狭心症の患者さんは，季節の変わり目は要注意です．

専門医からのアドバイス

患者さんが，「毎年，季節の変わり目は調子悪くなります」と話されたら，冠攣縮を疑って下さい．1例提示します．60歳代の男性で，主訴は，胸部違和感です．図23に提示しましたが，約2年前に，急性冠症候群で来院され，左前下行枝閉塞部位（図23A, B）に薬剤溶出性ステントが留置されています（図23C）．8ヵ月後の追跡造影検査でも再狭窄所見なく（図23D），継続加療を受けていました．ニコランジル（シグマート®）（5）2Tと，カルベジロール（アーチスト®）（2.5）2Tは服薬されていましたが，カルシウム拮抗薬や硝酸薬は服用されていませんでした．カルテには，「季節の変わり目がしんどい，

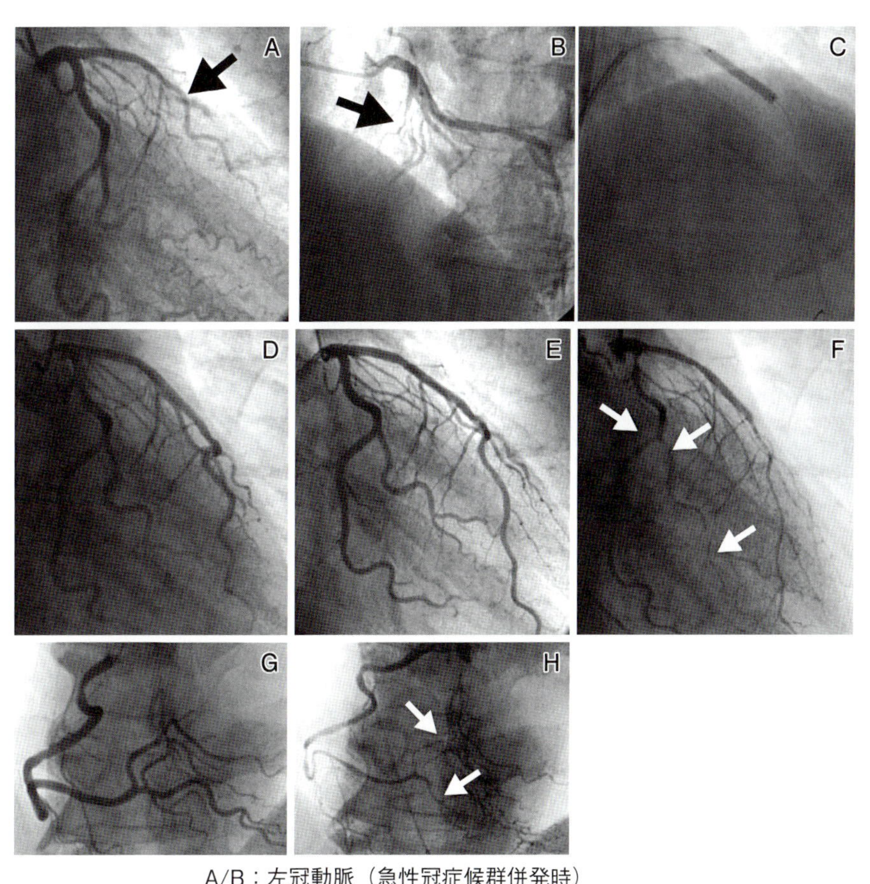

A/B：左冠動脈（急性冠症候群併発時）
C：左冠動脈（Xience3.0(23)留置時）
D：左冠動脈（8ヵ月後の追跡造影時）
E：左冠動脈（硝酸薬投与後（30ヵ月後））
F：左冠動脈（アセチルコリン200μg投与後）
G：右冠動脈（硝酸薬投与後（30ヵ月後））
H：右冠動脈（アセチルコリン80μg投与後）

図23　冠動脈造影所見

時々胸がチクチク痛いような気がする，暑くなる時と寒くなる時が特に調子悪い，昨年も今頃調子悪かった，キュンキュンときてすぐ治る」等が記載されています．外来主治医は，動脈硬化進行も考慮し，心臓カテーテル検査を勧め，入院となりました．冠動脈造影検査では，動脈硬化進行認めず（図 23E, G），アセチルコリン負荷試験で，いつもと同様の胸部症状と回旋枝（図 23F）と右冠動脈（図 23H）に誘発冠攣縮陽性所見を認めました．薬剤溶出性ステントが留置されている左前下行枝には誘発冠攣縮は認めませんでしたが，カルシウム拮抗薬が追加され退院されました．

18 冬場は調子が悪いが，夏場は調子が良い 入浴前の注意点

冠攣縮性狭心症の患者さんの多くは，夏場は比較的発作が起きにくいと言われる方が多いようです．冬場に比して，気温が上昇し，冠動脈を含めた血管すべてが拡張状態となりますので，冠動脈が収縮しやすい状態を持っている冠攣縮性狭心症の患者さんでも，発作が起きるまでの異常収縮を認めにくくなるものと思います．同じ程度の冠動脈収縮でも，冠動脈が夏場で拡張している場合には，虚血所見を認めにくくなるものと思います．反対に，冬場は，気温が低く，冠動脈を含め全身の血管が収縮状態ですので，同じ程度の冠動脈収縮でも虚血所見までいたり，発作が惹起されるものと思います．発作が一番起きやすい状態は，「**冬場の冷え込んだ朝方に，トイレに起きた後に発作が起きた**」と言われる患者さんが多いようです．日本家屋は，冬場も全室暖房完備されている施設は少なく，温かい寝室から冷え切った廊下・トイレに出て，発作が起きやすくなるものと思います．これは，冬場の入浴の際に発作をよく認めるのも，この気温の差による変化が発作を誘発しやすくなるものと思います．冬場の入浴の際には，入浴の前に，湯船のふたを開けて風呂場全体の温度を少し上げておくことと，脱衣所の温度にも気を配ることが，発作抑制に繋がると思います．また，不安な場合は，入浴前に，ニトロの舌下をお勧め下さい．

患者さんへの説明

多くの冠攣縮性狭心症患者さんは，冬場は調子が悪いが，夏場は調子が良いと言われます．冬場の入浴の際には，湯船のふたを開けて，浴室の温度を上げておくことと，脱衣所の温度にも注意が必要です．入浴の前に，ニトロ舌下を試してみることや，冬場は，比較的温度の低くない時間帯に入浴するのも大切なポイントです．

専門医からのアドバイス

冠攣縮性狭心症の患者さんの多くは，「冬場は調子悪いが，夏場は比較的調子良い」と言われます．夏場に発作が全く起きないわけではありませんが，特に冬場に注意が必要ということです．また，冠攣縮性狭心症の患者さんが冬場に入浴される場合には，上記のようなアドバイスも考慮下さい．

19　暑いといけない，涼しくなると良くなる

今述べましたように，多くの冠攣縮性狭心症の患者さんは，夏場は比較的調子が良く，冬場が調子が悪くなると訴えられます．しかし，中には，夏場のムッとするような暑い時に，気分不良を訴え，発作が起きやすいと言われる方もおられます．私の外来に通院されている方で，10月頃になると涼しくなり，やっと調子が良くなってきましたと話される患者さんがおられます．この方は，冬場は，発作が起きにくく，夏場がかえって発作が起きやすいと訴えられます．また，他にも，夏場の暑い時期に庭の水やり中に，気分不良から発作出現を認め，救急受診された冠攣縮性狭心症患者さんもおられました．冠攣縮性狭心症の患者さんがすべて，夏場は調子が良いわけではないようです．

患者さんへの説明

冠攣縮性狭心症の患者さんは多様で，冬場に調子良くなる患者さんもいます．

専門医からのアドバイス

冠攣縮性狭心症患者さんは，一例一例異なることを再度，銘記して下さい．

20 息切れが著明な場合

冠攣縮性狭心症の患者さんは，一般的な狭心症患者さんと同様に，発作時に，胸痛・胸部絞扼感・胸部圧迫感を訴える場合が多いと思います．その他には，動悸・息切れ・全身倦怠感・やる気が出ないなどの非典型的な症状を認める場合も多く経験します．冠攣縮性狭心症患者さんにトレッドミル運動負荷試験をさせて頂くことはよくありますが，運動負荷にて，著明な息切れを訴える方が多いことに気付きました．メカニズムは不明ですが，左右冠動脈が非常に収縮した状態で，急速な運動をすると，冠動脈の血流が充分な酸素を心筋に送ることができず，心臓全体が虚血に陥り，心臓がポンプとして働きにくくなり，心臓内の圧が上昇し，一過性に心不全状態と似たような状態が引き起こされるのかもしれません．心不全状態の方は，息切れをよく訴えられますので，このようなことが起きているのかもしれません．いずれにしても，胸痛・胸部圧迫感・胸部絞扼感を訴えない方は冠攣縮性狭心症ではないとは言い切れず，軽労作時の息切れも大事な症状の一つと考えた方がいいようです．外来で診察している循環器科医が，狭心症を疑い「胸が痛いですか？」，「痛かったですか？」と聴くことはあると思いますが，「息切れがひどいですか？」と聞く医師は少ないかもしれません．軽い動作で息切れが著明な方の中には，典型的な運動不足による症状の方もおられますが，冠攣縮が原因で息切れも認めることは覚えておいて損はないと思います．タバコをたくさん吸っていた方は，喫煙からくる慢性閉塞肺疾患の可能性もありますが，日常生活で息切れの著明な方は，もしかしたら冠攣縮性狭心症かもしれません．このような患者さんは，他に異常所見が乏しい場合には循環器科受診をお勧め下さい．

患者さんへの説明

軽労作で息切れが著明な場合に冠攣縮が原因のこともあります．

専門医からのアドバイス

外来診察の際に，胸痛・胸部圧迫感・違和感以外に，軽労作時の息切れも問診で聴取して下さい．肺機能低下等ない場合は，冠攣縮関与も疑って精査を勧めて下さい．また，実際に，トレッドミル運動負荷試験かマスター負荷試験を実施し，息切れが著明な症例に遭遇した場合には，冠攣縮関与も考慮下さい．

21 冬なのに寝汗をかく

前の項目でも書きましたが，朝方・起床時の寝汗は，気温の高い季節は自然な現象かもしれませんが，冬場の朝方起床時に寝汗をかいているのは，やや不自然です．明方，胸が痛くなり，その後に，冷や汗をかいたのであれば，典型的な冠攣縮性狭心症と思いますが，胸部症状はないが，朝起きた時に，寝汗を冬場にもかいている方は，もしかしたら，冠攣縮性狭心症かもしれません．日中に胸の症状を認めなくても，精査をお勧め下さい．

患者さんへの説明

冬なのに寝汗が著明な場合は，冠攣縮性狭心症の可能性もあります．

専門医からのアドバイス

冠攣縮性狭心症を疑った場合には，朝方の寝汗の有無も問診聴取してみて下さい．患者さんの中には，言われてみて初めて気がついたという方もおられます．冠攣縮性狭心症と診断し，加療中の患者さんの中には，服薬開始後に，「**この薬飲みはじめて，寝汗かかなくなりました**」と話される患者さんも経験します．

22 胸痛時に冷や汗を伴うのは，重症の証拠

冠攣縮性狭心症の患者さんの中には，発作時に，冷や汗を伴う方がおられます．これは，ある意味重症の発作である可能性が高いと思われます．私は，患者さんに，「発作時に冷や汗を認めましたか？」とよくお聞きします．発作時に，冷や汗を伴わない場合は，やや軽めの発作の可能性が高く，発作時に冷や汗を伴った場合は，かなり重症の発作であった可能性が高いものと考えています．発作時に冷や汗を伴うような患者さんには，積極的に心臓カテーテル検査施行を勧めています．患者さん個人個人で，痛みに対する閾値も異なりますので，客観的な数値化されたものではありませんが，冷や汗は大事な所見であると考えています．

患者さんへの説明

発作時の冷や汗は，重症の発作の可能性があります．

専門医からのアドバイス

外来時の問診で，胸痛・胸部圧迫感・胸部違和感の有無とともに，発作時に冷や汗はなかった否かは聴取して下さい．冷や汗を伴ったと答えられた場合は，ある意味，本物の症状であった可能性が高いと判断してもよいかと思います．開業されている一般内科の先生であれば，早めに専門医への紹介を考慮して下さい．

23 やる気が起きない・急な脱力感・集中力欠如

冠攣縮性狭心症の患者さんの中には，なんとなくやる気が出ない・元気が出ないなどの訴えをされる方も経験します．また，急に脱力感に襲われるとか，集中できず仕事がはかどらないなどの症状を認める方もおられます．このような症状がすべて冠攣縮に起因したものか否かは診断困難ですが，臨床現場では，患者さんがよく上記のような症状を口にされるのを耳にします．心臓をポンプに例えると，ポンプの調子が悪い時には，やる気が出なくなり，急にポンプの調子が悪くなった時には，急な脱力感が生じてもおかしくないと思います．集中力欠如もポンプが調子悪い際には，ポンプの調子が良い時のように集中できずに，集中力欠如状態を感じる可能性はあると思います．冠攣縮による症状として可能性が全く考えられない症状ではなく，このような症状がある場合も，すでに，冠攣縮性狭心症と診断され加療を受けておられる患者さんには，ニトロ舌下・噴霧使用をお勧め下さい．症状が改善するようでしたら，これも冠攣縮による症状であることを認識して頂き，同様の症状出現時には，早めに，ニトロ使用を心掛けてもらうことです．

患者さんへの説明

やる気が起きない，急な脱力感，集中力欠如の原因として，冠攣縮の場合もあります．

専門医からのアドバイス

冠攣縮性狭心症の患者さんの中には，上記のような非典型的な症状を訴えられる場合も多々経験します．患者さんは，心療内科に紹介されたり，精神安定薬の処方を受けている患者さんも見受けます．しかし，こういった症状出現時に，ニトロ使用を勧めてみて下さい．効果が認められる場合は，これも冠攣縮による症状の可能性があります．先入観を持たず，患者さんの訴えをよく聞いて下さい．

24 朝方が調子が悪いが，日中はなんともない

すでに述べたように，午前中，なんとなく体が重いが，昼前くらいから，体が軽くなってきて，日中は何をしてもなんともない．このような症状を認める方が冠攣縮性狭心症の患者さんの中にはおられます．簡単な説明を図24に示しましたが，朝方は，冠動脈が収縮した状態ですが，午後から拡張します．午前中は，冠動脈が収縮しているために，冠動脈血流が少なく，ポンプとして全開で仕事困難ですが，午後からは，冠動脈も拡張を認めるために充分量の冠動脈血流を得ることができ，ポンプ全開で対応できるために，無理をしてもなんともない状態になるものと思われます．冠攣縮性狭心症の患者さんは，この朝方の調子をうまくコントロールできるかどうかで，一日の生活がかなり変わってきます．無駄な発作を起こすことなく，徐々にウォーミングアップして，心臓を作動させることが大切なのかもしれません．

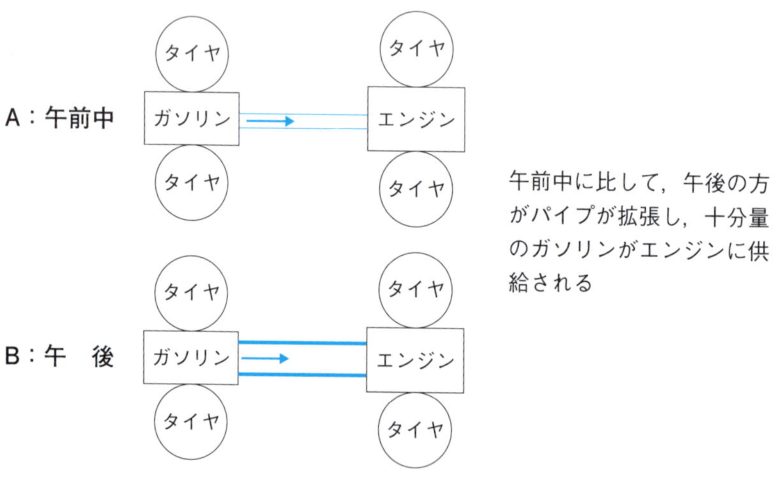

図 24　冠攣縮性狭心症を車に例えると

患者さんへの説明

冠攣縮性狭心症の患者さんは，朝の調子が悪い方が多く，徐々に心臓をウォーミングアップさせることが必要です．

専門医からのアドバイス

冠攣縮性狭心症患者さんは，夜間から朝方にかけて発作が起きやすい時間帯であることは周知の事実ですが，この時間帯に発作が起きにくい投薬や生活指導が大切です．

25 午前中は調子が悪いが，午後からはなんともない

冠攣縮性狭心症の患者さんは，午前中は，なんとなく調子が悪いが，午後からは調子が良くなる方もおられます．これは前の項目でも書きましたが，朝方は，気温の低下もあり，心臓の筋肉に酸素・栄養を送る冠動脈がやや収縮した状態ですので，充分量の血流が確保されていません．しかし，午後からは，気温上昇もあり冠動脈が拡張状態となり，十分量の血流が確保され，心臓全開状態になります．このことが，午前中に調子が悪いが，午後からはなんともないという言葉に繋がるものと思います．そのような場合は，患者さんに，具体的な症状をもう少し詳しく説明してもらうことをお勧めします．そうすることで，外来診察医も，もしかしたら冠攣縮かもと気付くかもしれません．ある意味，診察する医師は，患者さんの方からのサインを見落とさないで下さい．

患者さんへの説明

午後からはなんともないが，午前中は調子が悪いのは，冠攣縮性狭心症に典型的な症状です．いわゆる日内変動による症状です．

専門医からのアドバイス

開業されている一般内科の先生や勤務医の先生は,「**午前中は調子悪いが午後からは何ともない**」と患者さんが話された場合は, 直ぐに, 冠攣縮に起因した所見であることを思い出して下さい. 多くの患者さんが申されますので, 特徴的所見と理解して差し支えないと思います. 患者さんがせっかく, 医師に診断上のサインを送ってくれているんですから.

26 じっとしている時や, ぼっとしている時に胸が苦しくなる

何も無理もせず, 体も動かさず, ぼっとしている時に, 胸が苦しくなる方は, 冠攣縮性狭心症の可能性が高いと思います. 夕食後に, テレビを横になって観ていて, 胸が締め付けてくる, 何も考えず, ソファーで横になっている時に胸が締め付けてくる, 車の運転中に胸が痛くなる. これらも冠攣縮性狭心症に起因した症状である場合が多いと思います. 患者さんは, 特に無理もせず, ただじっとして横になっている, 特に考え事もせずぼっとしている時に, いきなり胸の症状が出現すると話されます. 自宅のソファーや居間の場合は, 早めのニトロ使用をお勧め下さい. しかし, 車の運転中である場合は, なるべく早く, 車を止めて, ニトロの使用をお勧めして下さい. ニトロ使用後に, 胸部症状が消失すれば, 運転再開可能と思います. 運転中に, 治るかもしれないからと我慢して運転継続された場合は, 発作がひどくなり, 重篤な不整脈出現を認める場合も想定され, 重大な事故に繋がる可能性もありますので, なるべく早く車を止めて, ニトロの使用を勧めて下さい. 患者さんには,「自分の身を守ることが一番大切ですが, まわりの方への配慮も忘れないで下さい」と説明して下さい.

患者さんへの説明

無理をしていないのに胸が痛くなるのは，冠攣縮性狭心症の典型的な症状です．

専門医からのアドバイス

「ぼっとしてる際に，胸がおかしくなる」と患者さんが訴えられた場合は，冠攣縮をまず疑って下さい．

27 いびきが大きい方は？

夜間に，いびきが著明な睡眠時無呼吸症候群を認める方がおられます．冠攣縮性狭心症と診断された患者さんには，一度は必ず，睡眠呼吸障害の検査を受けられることをお勧め下さい．多くの患者さんは，閉塞型睡眠呼吸障害の方ですので，明方に呼吸障害から低酸素状態が引き起こされます．この低酸素状態から冠攣縮発作を引き起こす可能性もあります．低酸素状態は，血管内皮障害を起こしやすくなりますので，より著明な発作に繋がる可能性もあり得ます．夜間にいびきが大きい，昼間，椅子に坐ってお腹をかかえて，ウトウトしているがいびきをかいている方は，典型的な閉塞型睡眠呼吸障害の可能性があります．簡易なパルソックス検査か，モルフェイス検査（脳波検査なし），ポリソムノグラフィー（PSG 脳波検査含む）検査を考慮して下さい．冠攣縮性狭心症の患者さんの中には，持続陽圧呼吸療法（CPAP）治療で閉塞型睡眠時無呼吸症候群の治療を開始することで，胸部症状の改善を認める症例も経験します．これは，睡眠呼吸障害による低酸素状態が，冠攣縮の発作に関与していた可能性があったものと思われます．前述しましたが，冠攣縮は一つの臨床症候群ですので，種々様々な要因が関与しているものと思われます．服薬治療も大事ですが，冠攣縮発作を惹起している可能性がある原因を少しでも除去することが，発作軽減に繋がると考えて下さい．

患者さんへの説明

冠攣縮性狭心症の方で，いびきが大きい方は，睡眠呼吸障害の検査をしましょう．

専門医からのアドバイス

開業されている一般内科の先生や勤務医の先生は，冠攣縮性狭心症と診断され加療中の患者さんには，一度は睡眠時無呼吸検査を施行されることをお勧めします．

28 発作の前兆は自分にしかわからない！

冠攣縮性狭心症の患者さんの多くは，発作の前兆のような胸の違和感を感じる方が多いようです．この発作の前兆は，患者さん自身にしかわかりません．他人が外からみて，つらそうであると感じるのは，ひどい発作が起きている時です．発作の前兆のような症状は，患者さん個人個人で異なります．患者さんが発作の前兆のようなおかしな違和感を感じた時点で，早めのニトロ舌下・噴霧を診察医はお勧めして下さい．この際に，治るかもしれないと我慢したり，少し様子みると典型的な発作になり，ニトロ舌下・噴霧使用しても治りにくいことがあります．発作を未然に防ぐような心構えが必要と思います．発作が起きてしまってからニトロを使用するより，発作の前兆で使用した方が，効果を期待しやすいし，一番には患者さん個人の体が楽です．発作が起きると全身倦怠感を伴ったり，やる気が消失したりしますので，「何か来たかな？」と思った際に，ニトロ使用をお勧め下さい．

患者さんへの説明

発作を未然に防ぐ目的で，発作の前兆を感じた時点でのニトロ使用をお勧めします．

専門医からのアドバイス

患者さんに,「**何かおかしいかも**」「**何か来たかも**」と感じた時点で,即座に,ニトロ使用を勧めて下さい.舌下後に,発作でなくてもまったく問題ありません.

29 胸痛時に水を飲むと治る

胸痛発作時に手持ちの水を一口か二口飲むと発作が消失するという方を時々外来で診察させて頂くことがあります.私の経験では女性の方が多く,何かあってはいけないといつもペットボトルに水を入れて持参されているようです.典型的な症状というよりやや非典型的な症状を訴える方が多く,多くの方が,発作時にニトロより水の方がよく効くと言われます.逆流性食道炎による症状も考慮され,胃薬を処方した経験もありますが,やはり水が一番よく効くと話されます.今までは,こういった患者さんは,おそらく冠攣縮性狭心症ではなく,いわゆる非典型的胸痛例であろうと思っていました.しかし,万が一のことも考えて,水を飲んでも効果が乏しい場合は,ニトロの使用も考慮して頂くようには説明していました.同様の症状を認める70歳代の女性を急性冠症候群疑いで紹介頂きました.脂質異常症でスタチンの投薬を受けていましたが,数日前の夜間にトイレに行き胸部圧迫感の出現を認めましたが,水を飲むと治まったようです.翌日は,日中にも頻回に胸部症状を認めましたが,その都度,水を飲むと発作は治まりました.その後も胸部症状出現時に水を飲むと治まるために放置していました.1週間後の朝方8時頃に,ゴミ出しに行った際に,息苦しさも伴い,近医を受診しました.図25Aに受診時の心電図所見を提示しましたが,前胸部誘導で陰性T波を認め,心筋逸脱酵素の上昇は認められませんでしたが,急性冠症候群疑いで緊急紹介がありました.当院受診時には,胸部症状は認めませんでしたが,以前の心電図と変化を認めることより緊急冠動脈造影検査を施行しました.しかし,左右冠動脈に有意狭窄所見認めず(図25B, C),アセチルコリン負荷試験を実施しまし

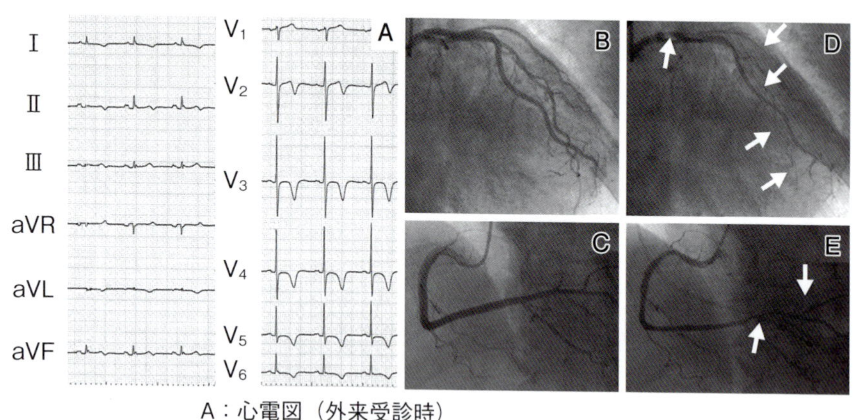

A：心電図（外来受診時）
B：左冠動脈（硝酸薬後）
C：右冠動脈（硝酸薬後）
D：左冠動脈（アセチルコリン 200 μg 投与後）
E：右冠動脈（アセチルコリン 80 μg 投与後）

図 25　胸痛時に水を飲むと発作が消失した冠縮性狭心症

た．左冠動脈はアセチルコリン 200 μg 投与後に，右肩と胸全体が痛く息苦しいとの訴えと $V_{3\text{-}6}$ 誘導に 2.0 mm の ST 低下を認め，左前下行枝近位部に限局型冠攣縮と，中間部から末梢までびまん型冠攣縮陽性所見を認めました（図25D）．右冠動脈はアセチルコリン 80 μg 投与後に，発作の際に水を飲むような違和感と陰性 T 波を下壁誘導に認め，右冠動脈末梢にびまん型冠攣縮陽性所見を認めました（図25E）．この患者さんは，今回の発作まで発作時にニトロ使用はありませんでしたが，今後は，ニトロ舌下をお勧めしました．

患者さんへの説明

胸痛時に水を飲むと治まる発作でも，冠攣縮性狭心症の可能性があります．

専門医からのアドバイス

胸痛時に，水を飲むと治まるという患者さんには，まず，H_2ブロッカーである胃薬を処方するかもしれませんが，中には，冠攣縮性狭心症の患者さんもおられる可能性があります．頭から否定せずに，H_2ブロッカーが効果乏しい場合には，ニトロの舌下も勧めてみて下さい．

30 便秘で力むと胸痛

便秘でトイレで力んだ場合に，胸痛を認める狭心症の患者さんは，器質的冠動脈狭窄を認める場合に多く認めます．便秘で排便時に力んだ場合は，血圧上昇と心拍数増加を認め，心臓に負担がかかります．冠動脈に狭窄を有する方は，この負荷で胸痛発作を認めることがあります．同様に，冠動脈に有意狭窄を認めない冠攣縮性狭心症の患者さんの中には，便秘等で朝方トイレで力んだ場合に，胸痛発作を認める方もおられます．冠動脈に有意狭窄を認めない方でも，冠動脈が異常収縮状態の場合は，器質的狭窄を認める方と同様の機序で胸痛を認める可能性があります．いずれにしても，便秘等で排便時に胸痛を自覚する場合は，先に，ニトロを舌下後に，排便されることをお勧めして下さい．また，便秘時の頓服か，緩下薬を処方して下さい．多くの患者さんが，朝方トイレを使用されると思います．この冠攣縮性狭心症の患者さんは，朝方が発作が起きやすいことを以前から何度も書いていますが，冠動脈が異常収縮している状態で，排便時に力むことで心臓に負担がかかる可能性があることを理解して対処法を講じて下さい．

患者さんへの説明

便秘で力むと胸痛が出現する場合は，排便前にニトロ舌下使用と緩下薬を使用し，排便時に力むことが少なくスムースな排便を心掛けて下さい．

専門医からのアドバイス

冠攣縮性狭心症の患者さんの中には，排便時に胸痛発作を認める方もおられます．緩下薬処方か排便前にニトロ舌下使用を勧めて下さい．また，日常診療の際に，「排便時に胸痛はないですか？」と患者さんに声をかけて，排便時のチェックをお勧めします．

31 発作は予想外の状況で出現することもある

多くの冠攣縮性狭心症の患者さんは，発作が起きやすい状況を自覚されていることが多いと思います．本書の中にも，なるべく発作が起きやすい状況を避けることをお勧めしました．しかし，この冠攣縮はある意味，神出鬼没というと語弊がありますが，全く予期しない時にも，認めるようです．心配事が一段落して，ほっと安心した際に，発作が出現したと話される患者さんもおられます．この場合のメカニズムは，よくわかりませんが，何かの神経のバランスに変化が起こることで発作が出現するのかもしれません．しかし，すべての発作の誘因が解明できるわけではないと考え，自分で対応可能な範囲で対処するしかないと割り切るのもひとつの方法と思います．また，発作の誘因が不明な場合に，患者さんに，悩んで落ち込むより，こういう場合も発作が起きる可能性があると理解して頂き前向きに考えられることをお勧めして下さい．

患者さんへの説明

冠攣縮の発作はある意味予測不可能な場合の出現もあり，深く落ち込まずに前向きに考えていきましょう．

専門医からのアドバイス

患者さんから，思い当たる誘因がなく発作が出現した場合に相談を受けたら，よく発作時の状況を聞き，わかる範囲で答えてあげて下さい．わからないことはわからないとはっきり答えて，一緒に前向きに考えてあげて下さい．その後に，原因が判明する場合もあるかもしれません．

Ⅲ. 発作時の硝酸薬使用

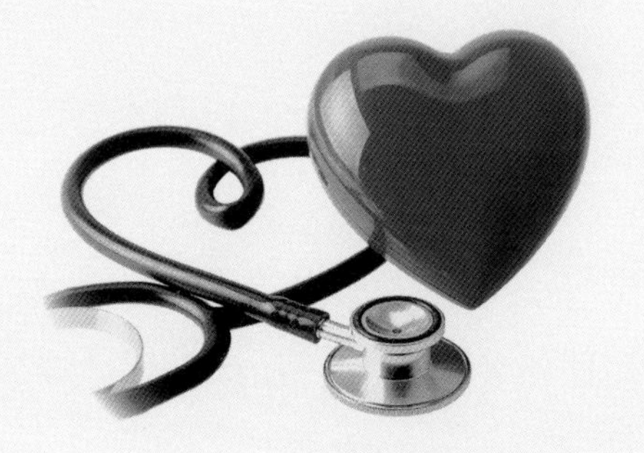

Ⅲ．発作時の硝酸薬使用

32 発作時には？

冠攣縮性狭心症の発作時には，ニトログリセリン（ニトロペン®）・硝酸イソソルビド（ニトロール®）の舌下使用か，ニトログリセリン（ミオコールスプレー®）・硝酸イソソルビド（ニトロールスプレー®）の噴霧使用が推奨されています．この際に，舌下・噴霧は，1回に1錠か1噴霧を原則とし，効果乏しい場合に，少なくとも10分以上の間隔をあけて2回目の使用を勧めます．これは，硝酸薬舌下・噴霧後に血管拡張効果から血圧低下を認めますが，10分後には血管拡張後の血圧低下から回復傾向を認めるためです．患者さんによっては，1回に2錠舌下や2噴霧を用いている方も経験しますが，あまり推奨されない用い方です（患者さんの中には，発作時に1錠舌下・1噴霧では効果なく，2錠舌下・2噴霧でやっと発作が改善すると言われる方はおられますが）．また，舌下・噴霧の場合は，必ず，椅子に腰掛けるか，横になった状態での使用をお勧め下さい．立ったままの状態での舌下・噴霧は，血圧低下から失神する場合もあります．狭心症疑いでニトロを処方されていた患者さんが，胸の違和感を感じ，ニトロを立位のまま舌下後に失神を認め，救急搬送された症例も経験しました．舌下噴霧使用にもかかわらず効果が乏しい場合には，10分間隔で数回の使用は可能です．3回使用しても効果がなく，胸痛が著明な場合は急性心筋梗塞併発の可能性もありますので，診察を受けている施設への連絡相談もお勧め下さい．しかし，冠攣縮性狭心症の患者さんの多くは，何かすっきりしない感じの胸部症状残存を認め，ニトロ舌下噴霧使用している場合が多いと思います．その場合には，病院受診する必要性は少ないかもしれません．私が，患者さんによくお勧めするのは，発作が起きてしまった後にニトロ舌下・噴霧するのではなく，おかしいと感じた時点，発作になるかもしれないと感じた時点での早めの舌下・噴霧を勧めています．発作の前兆は本人しかわからず，何かおかしいかもしれないと感じた時点での早めのニトロ舌下・噴霧で発作にならずに済めば，ニトロ舌下・噴霧を我慢して最終的に発作になり使用するより賢い使い方ですと勧めています．これにより少々ニトロ使用が増えても問題は少ないと考えています．一番大切なことは発作が起きない状態を維持することです．私は，ニトロを外来診療の際には，一度に20～50錠屯用として処方することが多いと思います．開業されている先生からは，一度に5錠程度しか処方してもらえないという意見も聞きますが，ニトロは劇薬ではなく，発作予防に使う薬であることを患者さんだけでなく医師が再認識する必要性があると思います．ニトロ舌下・噴霧することに罪悪感を持つことなく，予防薬という感覚で予防的に使用することです．

患者さんへの説明

発作時には，ニトロ1錠舌下・1噴霧を原則とし，間隔は少なくとも10分間あけましょう．改善が乏しい場合は，10分間隔で再度使用して下さい．また，発作の前兆時に使用して下さい．硝酸薬の予防投与で，使用回数が増えても，発作が起きない方がよいと考えた方が賢い使い方と思います．

専門医からのアドバイス

冠攣縮性狭心症の患者さんは，発作時のことを考えて，家の中でもいろんな場所にニトロを置いておられる方もいます．少し多めにニトロを処方して下さい．また，発作時のみばかりではなく，予防的使用を勧めて下さい．

33 ニトロ（硝酸薬）はどんな時に服用するのか？

これに関しても，前述しましたが，発作が完璧に起きてしまってからニトロ舌下・噴霧を使用するというのは，冠攣縮性狭心症の患者さんにとっては，あまり賢い使い方ではないことを再認識して下さい．患者さんには，「発作が起きないように予防的にニトロの舌下・噴霧は用いる」と考えを変えるように説明して下さい．朝方起床後に，新聞を取りに行くとかトイレに行くとかの少し体を動かすことで発作が起きる場合は，起床後すぐにニトロ舌下・噴霧を用いて，効果をみて下さい．発作が起きなくなれば，しばらく，起床後のニトロ舌下・噴霧を用いてみることです．効果が乏しい場合は，眠前の投薬を変更してみて下さい．また，朝食後に発作が起きる方は，朝食前に，ニトロ舌下・噴霧を用いて食事をしてみるのもひとつの方法です．このようなニトロの使用で，日に数回以上のニトロ使用をされている方もおられますが，ニトロ使用回数が多いのがいけないではなく，自分の状態をよく把握した上での予防的なニトロ使用をお勧め下さい．このような説明をする循環器科医は少ないと思いますが，冠攣縮性狭心症の患者さんは，発作が起きるかもしれないという不安感から，さらに，発作をきたしてしまうという悪循環もあります．上手にニトロを使用することで，不安感が徐々に減少し，ある種の自信というか安心感から，発作軽減に繋がる可能性もあります．

ここで，少し遠方から受診されている患者さんの治療経緯をみてみましょう．この患者さんは，治療開始当初，頻回に胸部症状を認めていましたが，徐々に，うまくニトロ使用をされることで，胸の症状が減少されました．表7に提示したように現在も，車の運転中，ソファー上，トイレに起きた際に，胸部症状出現を認め，6月に7回，7月に6回，8月に2回，9月に8回，10月に11回，11月に7回ニトロを使用されていますが，数十秒程度で症状の改善を認めています．こういったニトロの使用方法が賢い使い方ではないかと思います．

表7　ある冠攣縮性狭心症患者さんの記載

9/10	9：30	胸痛	程度2	起床後から断続的起こっている
	11：30	胸痛	程度2	
	16：00	胸痛	程度2	
	18：30	胸痛	程度2	
9/11	14：00	胸重感	程度2-3	起床後から断続的に胸痛あり
	17：45	胸痛	程度2	
9/12	16：30	胸重感	程度2	起床後胸重感あったが，これ以後違和感消失
9/13	9：30	胸痛	程度2	
	14：00	胸痛	程度2	
	18：00	胸重感	程度1-2	
9/14	10：10	胸重感	程度1-2	
	12：50	胸重感	程度2	
	18：30	胸重感	程度1-2	
9/15	10：00	胸痛	程度2-3	
	12：20	胸痛	程度2-3	断続的に胸痛ある
	19：00	胸重感	程度2	
2/5	ニトロ使用せず			
2/6	11：30	胸痛	程度2	背中痛　程度3　安静時
2/7	ニトロ使用せず			
2/8	一時雪			
	8：00	胸痛	程度3	着替え中
	15：45	背中痛	程度3	寒い部屋で仕事中
	18：30	背中痛	程度3	家の中から車へ移動中
2/9	昨日までは，起床後，違和感があったが，今朝はそれがなかった．体のしんどさはあった．			
	14：00	胸痛	程度5	椅子に坐って仕事中
2/10	寒い日			
	18：00	胸痛	程度2	寒い部屋で仕事中
2/11	比較的暖かいと感じる日			
	ニトロは使わなかった			
2/12	ニトロは使わなかった			
2/13	雨寒い日			
	ニトロは使わなかった			
2/14	ニトロ使わなかった			

患者さんへの説明

発作が起きてしまってからではなく，発作が起きそうな感じか発作の前兆の際に，予防的にニトロを使用して下さい．

専門医からのアドバイス

ニトロは劇薬というイメージは払拭して，発作が頻発する時期には，何回でも使用することを勧めて下さい．また，発作が起きそうな感じを認めた時点か，何かおかしい感じを認めた時点での使用を勧めて下さい．自分で完璧な発作を確認してからのニトロ使用は効果が乏しく，おかしい感じで使用し発作にならない方が賢い使用法であることを患者さんに説明して下さい．開業されている一般内科の先生方にとっては，耳慣れないことかもしれませんが，このようなニトロ使用を今後は，患者さんに勧めて下さい．必ず，患者さんから，**「先生の言うように使用したら，楽でした」**との回答を得られると思います．

34 胸部症状が消失したら？

服薬開始後数年が経過すると，中にはほとんど胸部症状を認めなくなる患者さんも多く経験します．しかし，この際に，患者さんには，「自分は治った」と思わないで下さいと説明しておいて下さい．前述したようにこの心疾患は完治する可能性の少ない心疾患であることを再認識して下さい．胸部症状が消失したのは，薬を継続服用しているからです．服薬自己中断後に，突然死する可能性のある心疾患です．泰江先生のお仕事では，冠攣縮による心電図変化を認める虚血時の約 2/3 は症状を認めません．したがって，胸部症状が消失しても，無症候性の冠攣縮発作が起きている可能性は高いのです．胸部症状があることは発作が起きている証拠になりますが，胸部症状が消失したことは発作が消失していることの傍証にはならないことを理解して下さい．長年循環器科医として臨床現場で患者さんの診察にあたっている医師の中には，患者さんが服薬自己中断後に突然死された冠攣縮性狭心症の経験がある方もおられるかと思います．薬を減量中止の場合は，必ず，患者さんに自己判断ではなく，よく相談の上で決めましょうと説明して下さい．

患者さんへの説明

胸部症状が消失しても自己判断で休薬中止しないで下さい．突然死のリスクがあります．

専門医からのアドバイス

患者さんに，胸部症状が消失したことが冠攣縮が治ったことには繋がらないこと．したがって，「休薬中止に関しては，必ず相談の上で，どうするか話しましょう」と説明して下さい．

35 投薬された薬の服用時間は？

冠攣縮性狭心症と診断された患者さんは，ほぼ全例で投薬を開始します．服薬回数は，1日1回か2回のことが多いと思います．1回投与は，夕食後か眠前投与になることが多いと思います．また，2回投与は，朝夕か朝眠前に処方されると思います．しかし，患者さんの生活リズムはそれぞれ異なりますので，患者さんの服薬時間をよく聴取して下さい．一概に夕食といっても，早い方は，午後6時頃に夕食摂取する方もいれば，午後9時か10時の方もいます．眠前といっても，午後9時頃に床につく方もおられれば，深夜1時，2時の方もいます．また，朝食も，朝の6時頃の方も9時頃の方もいます．外来主治医は，患者さんの朝食夕食時間と睡眠開始時間を詳しく聴取して下さい．これにより，発作が起きやすい時間帯に，服薬するカルシウム拮抗薬・硝酸薬が効果を認めるように，服薬時間を調整して下さい．患者さん自身が，発作が起きやすい時間帯を認識し，発作予防のために，処方された薬をうまく服薬するコツをみつけるように指導して下さい．医師まかせではなく，ある意味，自分の体は自分で守るというスンタンスで自分にできることを前向きに考えるように指導して下さい．いわゆる患者さん自身が自分の体の調子を自分でよく理解し，発作が起きないような状態を作り出すことが必要です．あとは，食事もしないのに，薬を飲んでも大丈夫ですかとよく患者さんから聞かれますが，問題は少ないと思います．胃に重篤な疾患でも認めない限り，服薬を食事前とか食間にしても問題は少ないと思います．

患者さんへの説明

自分の生活リズムを知り，服薬時間を決めましょう．自分の体の調子を理解し，自分の体は自分で守りましょう．

専門医からのアドバイス

外来で診察している患者さんの生活リズム（起床時間・就寝時間・朝昼夕食の摂取時間）と服薬時間をなるべく正確に把握して下さい．朝夕眠前ではなく，何時に服薬されているのかを詳細にカルテに記載して下さい．そうすることで，投薬された薬の切れる時間帯と発作時間との関係がわかりやすくなります．

36 眠前の服薬が大事

冠攣縮性狭心症の患者さんの多くは，夜間から朝方早朝に発作を認めることが多いとされています．日中や夕方に認める方もおられますが，発作の好発時間帯にカルシウム拮抗薬が効果を最大に発揮する服薬方法が大切です．夕食後よりも眠前服用が一番効果を期待できる投薬方法です．多くのカルシウム拮抗薬は，日に1～2回投与ですので，少なくとも12時間程度の効果は期待できます．夜10時に就寝される方は，翌日の午前中10時頃までは，薬物効果が残存している可能性はあります．したがって，起床される午前6時7時頃までは，薬の効果を期待できると思います．しかし，午後8時頃に就寝される方の場合は，翌朝の8時頃には薬の効果が乏しくなってくる可能性もあります．午後8時に就寝される方は朝は早いと思いますが，もし仮に，8時起床後に，朝食摂取し，胸の違和感等の発作を認める場合には，眠前の薬の効果が少なくなったと理解できます．しかし，眠前の薬は，落ち着いた日常生活であれば，服薬を忘れることは少ないと思いますが，いろんな出来事がある場合や旅行中などは，忘れやすくなります．以前も述べましたが，1回の服薬忘れで，取り返しのつかない事態になることもありますので，こういう場合は，夕食後に変更してもらうことも大切です．適切な時間に服用することが一番大切ですが，飲み忘れに伴う発作から身を守るためには，少し時間帯が早くなっても確実に服用するということを心掛けてもらうのも大切なポイントです．

患者さんへの説明

眠前の服薬が一番大切ですが，飲み忘れになりそうな場合は，夕食前後の服薬で代用するのもひとつの方法です．飲み忘れるより良いと思います．

専門医からのアドバイス

冠攣縮性狭心症の患者さんに眠前の服薬が大事であることの説明とともに，実際の就寝時間を必ず確認して下さい．図26に，朝方6時頃に発作を認める冠攣縮性狭心症4例の夕または眠前の服薬時間と朝6時までの服薬後時間を示しました．A患者さんは夕方午後6時に服用しており，服薬後12時間経過しています．B患者さんは午後8時に服用しており，10時間経過しています．C患者さんは午後10時の服用で朝6時までは8時間となります．最後のD患者さんの場合は，午前零時に服用され，朝方6時までの時間は6時間となります．夕に服用されている患者さんが朝方6時頃に発作を認める場合は，眠前に変更することで薬の効果を期待できる可能性があります．実際の患者さんの服薬時間帯と発作好発時間帯との関係を図示してみて下さい．

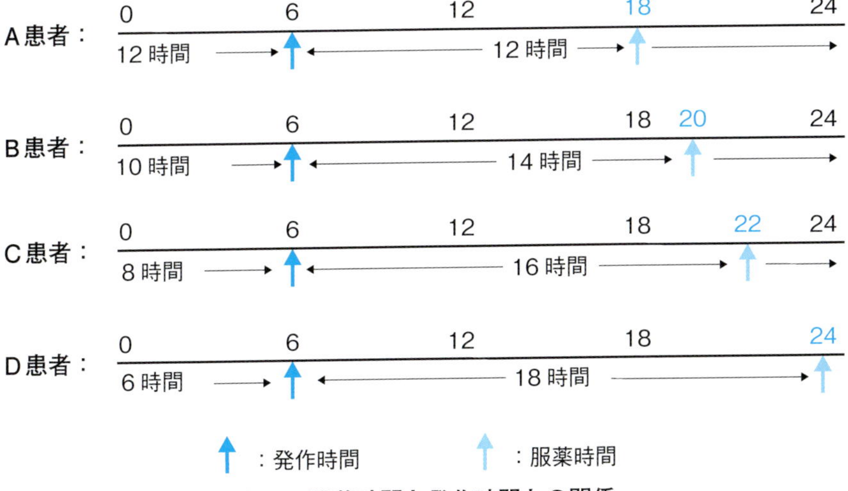

図 26　服薬時間と発作時間との関係

37 ニトロ舌下に罪悪感を持つな

ニトロ舌下・噴霧は，予防的に用いることをお勧めしました．私の外来を受診される冠攣縮性狭心症の患者さんの中に，「今回は，ニトロを 6 回も使いました」と申し訳なさそうに話される方がいます．この患者さんは，ニトロを使用することは，病気が悪くなった状態で，何回も使用することに一種の罪悪感を感じておられるようでした．冠攣縮は神出鬼没と考え，冠攣縮性狭心症は，「いい時もあれば，悪い時もある」くらいの考えで，長く付き合う心疾患と考えた方が気が楽かもしれません．発作回数に一喜一憂せず，ニトロ舌下・噴霧を賢く予防的に使用することをお勧め下さい．患者さんに，「ニトロ使用に罪悪感を持たないで下さい」と説明して下さい．

患者さんへの説明

ニトロ舌下・噴霧使用に罪悪感を持たず，賢く予防的に使用しましょう．

専門医からのアドバイス

発作時に冷や汗を伴ったか否か，発作持続時間，何が原因で発作が起きたのかは回数とともに聴取して下さい．ニトロ使用回数の増減のみで病状把握するのでなく，誘因や病勢把握が大切です．ニトロの使用に罪悪感を持たず，予防的に使用すべきことを説明下さい．

38 ニトロは予防的に用いる

前述していますように，ニトロは発作が完璧に起きてから使用するのではなく，予防的に使用することをお勧めして下さい．ある冠攣縮性狭心症の患者さんは，人前で喋る必要がある際に，緊張して発作が起きそうになるようです．この際に，この患者さんは，人前で喋る前に，ニトロの舌下か噴霧を行われているようです．このニトロ使用で，発作が起きることもなく，人前で喋ることができると話されていました．ある楽器を演奏される患者さんは，大きな会場での演奏の前に，ニトロ舌下使用し，演奏されるようですが，いつもと変わりなく演奏でき，緊張からくるストレスを受けても発作が出ないと話されていました．ニトロを使用することで安心感も生まれたのかもしれませんが，このような予防的使用が理想的な使用方法だと思います．今まで，我慢に我慢してしかたがない時にしかニトロ舌下・噴霧使用してこられなかった患者さんには，是非，この予防的使用をお勧め下さい．冠攣縮性狭心症に振り回されるのではなく，自分で冠攣縮をコントロールするという姿勢が，疾患の改善傾向を認めることに繋がる可能性があります．

患者さんへの説明

ニトロの使用は，発作を我慢してやむなく使用するのではなく，予防的使用に心掛けましょう．

専門医からのアドバイス

診察している医師も，患者さんに，「おかしいと感じた時点でニトロを使用して下さい」と勧めて下さい．

39 発作時のニトロは，慌てて 2 錠 3 錠一緒に使用しない

冠攣縮性狭心症の患者さんの中には，発作時に，ニトロを慌てて 2 錠 3 錠と立て続けに舌下・噴霧されるという方がおられます．ニトロ使用は，血管拡張が主ですので，冠動脈も拡張しますが，血圧も下がります．だいたい舌下後，6～8 分前後が一番血圧が下がります．血圧があまり高くない方が，上記のように，胸の症状が良くならないからとの理由で，立て続けに，2 錠 3 錠使用されると，血圧が著明に低下し，かえって気分不良となったり，最悪の場合は失神したりすることもあります．ニトロを舌下・噴霧しても良くならない場合には，もう 1 錠という患者さんの気持ちもわかりますが，少なくとも 8～10 分あけて，改善の乏しい場合には，ニトロ舌下・噴霧するように指導して下さい．また，2 錠目の舌下・噴霧使用後も改善が乏しい場合には，再度，8～10 分後に，もう 1 錠使用を勧めてみて下さい．これで，徐々に改善してくれれば，救急車で病院受診せずに済むこともあります．主治医の先生は，患者さんに，何錠まで，ニトロ使用可能か，効果が乏しい場合にはどのような際に，救急車または，病院受診を考えた方が安全かについては，よく説明しておいて下さい．冠攣縮性狭心症の患者さんの多くの方は，ニトロ舌下・噴霧で改善すれば，救急受診が必要となる方は，非常に少ないと思います．

患者さんへの説明

発作時のニトロ舌下・噴霧は，1 錠ないし 1 吸入で，約 10 分間隔を目安に施行して下さい．

専門医からのアドバイス

発作時のニトロ使用に関しては説明はしておいて下さい．また，各症例毎に，ニトロ舌下が何錠何回まで可能か？　救急受診する場合は，いかなる状態の際に考慮すべきかを患者さんに詳しく説明しておかれることお勧めします．

40　発作時にニトロ使用したが，効果なかった？ 冠攣縮性狭心症ではないのか？

冠攣縮性狭心症の患者さんの多くの方は，ニトロ使用で胸部症状が改善されますが，中には，発作時にニトロを使用しても効果がなかったと申される方もおられます．発作時に，ニトロの効果が乏しかったのか？　発作ではなかったのか？　そこにも問題があるかもしれませんが，冠攣縮性狭心症の患者さんの中には，発作に対する不安感を強く感じている方もおられます．この場合には，ニトロ使用でも効果が乏しい場合もあります．しかし，私は，**「自分で何かおかしいと感じたら，ニトロを使用して下さい」**と説明しています．ニトロ舌下・噴霧使用して効果が乏しくても，副作用を認めることがなければ，不安感払拭にもなるかもしれませんので，ニトロの使用をお勧めます．私の外来に通院されています冠攣縮性狭心症の患者さんの中には，受診時に，今回もニトロ使用したが，半分くらいしか効かなかったといつも話される方もおられます．私からすれば，半分も効けば充分と思います．

患者さんへの説明

冠攣縮性狭心症患者さんで，発作時に，ニトロ使用しても，効果ない場合もあります．

専門医からのアドバイス

発作時にニトロ舌下が効果なかった場合にも，完全に冠攣縮性狭心症を否定できません．何度か舌下使用してもらい，その後に効果判定して下さい．

41 発作時にニトロ舌下したが，頭痛が著明な場合

冠攣縮性狭心症の胸痛発作時の特効薬は，硝酸薬のニトロ製剤ですが，患者さんの中には，ニトロ舌下で著明な頭痛を訴えられる方もおられます．ニトロの舌下で，頭蓋内の血管も拡張することで引き起こされる状態です．この場合には，胸部症状への効果がはっきりしにくい場合もあります．可能なら，ニトロ錠を 1/2 か 1/4 程度に細かく砕いての舌下効果を勧めるのも一つの方法です．細かく砕いたニトロ錠で，頭痛等の症状なく使用可能であれば，胸部症状への効果をみて下さい．1/2 から 1/4 錠に細かく砕いたニトロ使用でも，頭痛が著明な場合は，患者さんと相談の上，他の方法を模索してみて下さい．なかなか良い方法は浮かびませんが，患者さんによっては，フランドルテープを貼付して様子をみていると言われる方もおられます．

ポイント

1/2 か 1/4 錠のニトロ舌下でも，頭痛が著明な場合は，使用困難な可能性があります．

医師向けアドバイス

発作時にニトロ使用が困難な症例も経験します．しかし，他に代わる特効薬はありませんので，少量のニトロ舌下を指示してみて下さい．この場合にも，頭痛著明な場合は，胸の症状との改善度の程度で判断するしかないかもしれません．頭痛著明だが，胸の症状も改善する場合は，舌下を優先させて下さい．しかし，胸の症状が改善乏しい場合は，ニトロ使用せずに経過をみるしかないかもしれません．しかし，冠攣縮に起因した胸の症状であれば，ニトロはある程度効果あるものと思います．上述しました，硝酸イソソルビド（フランドルテープ®）等の貼付もひとつの方法かもしれません．

Ⅳ. 生活習慣と薬

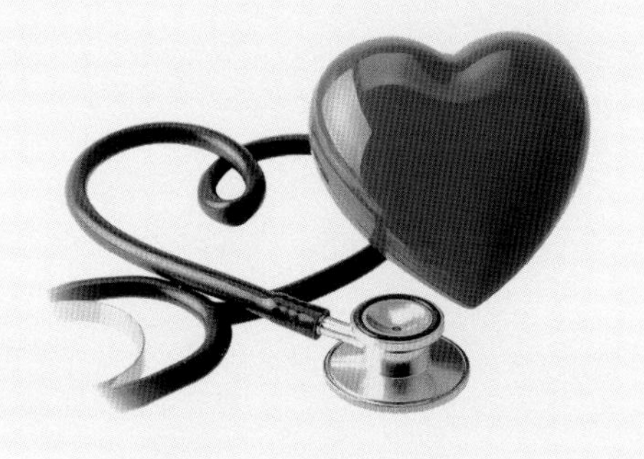

Ⅳ．生活習慣と薬

42 喫煙は？

喫煙は冠攣縮のもっとも重要な危険因子とされています．これは，冠攣縮は，喫煙歴のある男性患者さんに非常に多く認め，喫煙による血管内皮障害が主因との考えによるものです．喫煙歴を全く認めない患者さんも中には認めますが，男性例の多くの方は喫煙歴を有しています．問診聴取しますと，10～20年前まで喫煙していたが，この10～20年は禁煙している方でも，冠攣縮性狭心症を発症されることを考えますと，喫煙はある程度の期間の暴露が，冠攣縮発生の危険因子の一つになりうる可能性があるかもしれません．しかし，冠攣縮性狭心症と診断された方が禁煙することで治ることはありません．一般的には，喫煙継続は病態悪化に繋がる可能性はありますが，喫煙継続の方が皆突然死されるわけでもありません．しかし，喫煙は冠動脈硬化進行の危険因子でもありますので，発症後も禁煙せず喫煙している方は，冠攣縮ばかりではなく冠動脈硬化進行による病態にも進行する可能性があります．最近では受動喫煙も問題になっていますが，家族内で喫煙される方がおられた場合の受動喫煙による暴露も相当の量になるようです．御両親が喫煙される場合には，子供さんへの影響は著明なものがあります．若年の冠攣縮性狭心症の患者さんの経験がありますが，御両親ともに喫煙をされていました．御両親には，禁煙して頂き，服薬治療を開始しました．徐々に，胸部症状も改善傾向を認め，服薬減量可能になりました．冠攣縮性狭心症と診断された場合は，まず一番に禁煙です．

患者さんへの説明

冠攣縮と診断されたら，まず第一に禁煙です．

専門医からのアドバイス

患者さんに，喫煙継続は病状悪化に繋がる可能性があることをよくよく説明して下さい．しかし，禁煙しても冠攣縮が治ることはなく，今までの喫煙歴は消せないこと，また，喫煙継続は動脈硬化進行の因子となり，将来，冠動脈形成術が必要になる可能性があることを十分説明して下さい．

43 アルコールは？

お酒の飲み過ぎは，冠攣縮を惹起します．冠攣縮性狭心症の患者さんの中には，飲酒後の発作を認める方もおられます．多くの方は，いつもより飲酒量が多かった翌朝に発作を認めることが多いようです．これは，アルコールの分解産物であるアセトアルデヒドが，冠攣縮を引き起こす原因物質とされています．いつもの晩酌程度の飲酒量の場合は，発作を認めないようですが，祝い事や同僚との飲酒でいつもより飲酒量が増えた際の深夜から翌朝にかけて発作が起きることが多いようです．また，冠攣縮性狭心症と診断されている患者さんが，久し振りの同窓会参加等で，旧友との話に盛り上がり，眠前の服薬を忘れて，翌朝にホテルでひどい発作を認める場合もあります．こういう場合は，眠前の服薬を夕食前に変更しておくのも一つの方法です．朝方までのカルシウム拮抗薬の効果が少し軽減されますが，忘れるよりは発作軽減に繋がるかと思います．私の経験では，アルコールが関与した冠攣縮性狭心症の患者さんは，冠攣縮性狭心症全体の約3％前後でした．飲酒後の発作が起きる時間帯は，患者さんによって異なりますが，飲酒後1時間以内に発作の出現を認める方も数名おられましたが，その多くは深夜から翌朝にかけて発作を認めていました．アルコールが発作に関与した冠攣縮性狭心症の方は禁酒で，ほとんどの患者さんが発作を認めなくなります．誘因を取り除くことが第一です．

ポイント

アルコール誘発冠攣縮は，全体の冠攣縮性狭心症の約３%程度でしたが，禁酒で，多くの方が発作消失します．付き合い等で，眠前の服薬を忘れそうな場合は，夕方の飲酒前の服薬もひとつの方法です．

専門医からのアドバイス

アルコール摂取は，すべての冠攣縮性狭心症の誘因のひとつにはなりませんが，暴飲は避けましょう．冠攣縮性狭心症の方で，どうしても付き合い等での機会飲酒の場合は，夕食後か眠前の服薬は前もって服用し，忘れないように心掛けましょう．お酒は，各個人で異なるとは思いますが，1～2合程度までとしましょう．私は上記の内容を外来で患者さんに説明しています．

44 カルシウム拮抗薬は？

前の項目で臨床でよく使用されるカルシウム拮抗薬について記載しましたが，それ以外にも多くのカルシウム拮抗薬があります．どのカルシウム拮抗薬が一番効果があるのか否かは，前向き試験を行っていないために，あきらかなデータはありません．しかし，すべてのカルシウム拮抗薬が同等の効果を有しているわけではありません．患者さんに合ったカルシウム拮抗薬を探すのも大切なポイントです．長期間の服薬が必要になる薬ですから，発作抑制効果も大切ですが，副作用の少ない薬の選択も必要になってきます．カルシウム拮抗薬は降圧薬としても多く使用されています．世界的に降圧薬として広く使用されているアムロジピンベシル酸塩（アムロジン®）は，降圧効果は素晴らしいものがありますが，冠攣縮抑制効果が乏しい症例も経験します．急性冠症候群で緊急搬送された患者さんが，高血圧もあり，以前より，アムロジピンベシル酸塩（アムロジン®）5 mg

を朝1回服用されていましたが，深夜に胸痛発作を認め，緊急搬送されました．急性冠症候群と診断され，緊急冠動脈造影検査を施行しましたが，冠動脈には問題となる狭窄部位は認められませんでした．後日施行した薬剤誘発負荷試験で，冠攣縮が証明され，冠攣縮による急性冠症候群と診断しました．朝服用されていたために，夜間の発作時には薬が切れかけていたのかもしれませんが，アムロジピンベシル酸塩（アムロジン®）を他のカルシウム拮抗薬に変更し，服薬時間も夕食後に変更しました．これは他のカルシウム拮抗薬でも同様のことを経験します．患者さん個人に合うカルシウム拮抗薬を探すことが大切です．

ポイント

患者さんに合った副作用の少ないカルシウム拮抗薬を見つけることが大事です．

専門医からのアドバイス

ガイドラインにもクラスⅠに記載されているカルシウム拮抗薬の服用を第一に勧めて下さい．しかし，服薬にて症状は改善しますが，中止すると症状が再燃することは説明しておいて下さい．つまり，一生服用が必要になる薬であることを必ず服薬開始時に説明しておいて下さい．

45 硝酸薬は？

硝酸薬は，耐性の問題が多く報告され，最近は，処方する医師も減少しているかもしれません．漫然とした硝酸薬の投与が問題とされていますので，前述したように，休薬時間を設けることが必要です．一硝酸イソソルビド（アイトロール®）であれば，眠前のみ服薬か，硝酸イソソルビド（フランドルテープ®）・ニトログリセリン（ミリステープ®）であれば，夜間の入浴後に貼付し，翌日の昼食後前後に剥がし，硝酸薬の効果が切れる時間帯を設けることが大切かもしれません．冠攣縮性狭心症患者さんの硝酸薬併用例の予後が悪いとの報告も見受けますが，発作を頻回に認めるような急性期治療には欠かせない薬です．状態が改善してきた場合は，なるべく早く，徐々に減量を試みるのが治療方法として大切です．しかし，硝酸薬併用患者さんの予後が悪いからと硝酸薬を用いないのではなく，急性期には十分量使用することと，発作が改善すれば，なるべく早く減量を考えることが大切です．硝酸薬は決して悪い薬ではありません．発作時の特効薬ですので，長期間使用する際にも，副作用を認めにくい上手な使い方が必要です．

ポイント

硝酸薬は，耐性を認め，休薬時間を設け，うまく使用して下さい．発作の頻発する急性期には十分量使用して下さい．

専門医からのアドバイス

急性期には，硝酸薬を十分量使用することをお勧めします．薬剤の耐性を心配するより，まずは十分量使用し，発作抑制に努めることを勧めます．発作が消失改善すれば，徐々に，減量することを考慮しましょう．

硝酸薬著効例：図27に提示しましたが，40歳代の女性例で，既往に高血圧症を認め，ニフェジピン（アダラートCR®）（40）1T服用中でした．数ヵ月前から2階への階段昇降で胸部絞扼感の出現を認めるようになり，近医でマスターダブル負荷試験を施行され，虚血性心電図変化（Ⅰ，Ⅱ，aVF，$V_{3\text{-}6}$誘導にST低下（水平型，3.0 mm））を認め，不安定狭心症疑いで紹介されました．心筋シンチ検査では，虚血所見を認めず，硝酸薬である一硝酸イソソルビド（アイトロール®）（20）2T朝夕が追加されました．硝酸薬服用後は，症状はほぼ完全に消失しました．冠動脈造影検査では，左右冠動脈に有意狭窄所見認めず（図27A，B），アセチルコリン負荷試験で，び慢性の冠攣縮を2枝に認めました（図27C，D）．

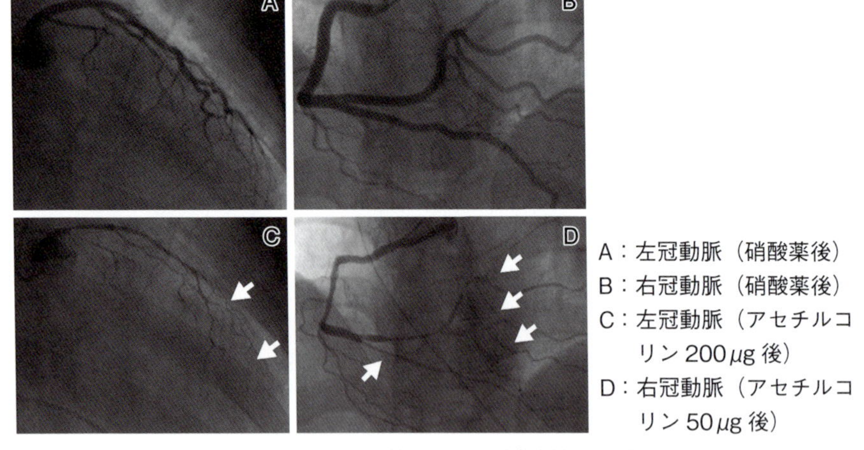

図27　硝酸薬が著効した冠攣縮性狭心症例

46　スタチンは？

コレステロールを低下させる薬としてスタチンは，非常に多く使われています．このコレステロール値を下げる薬が，冠攣縮性狭心症に効果があるという報告がなされました．熊本大学の元教授である泰江弘文先生が，アメリカの超一流誌“Journal of the American College of Cardiology”に掲載されました[22)]．これは，アセチルコリン負荷試験で冠攣縮陽性所見を認めた症例を無作為にスタチン投与群と非投与群に分類し，約半年後に，再度，同じアセチルコリン負荷試験を実施し，冠攣縮誘発頻度を比較した内容です．スタチン投与群では，約半数に陽性者が減少していましたが，スタチン非投与群では，80％の方が冠攣縮陽性所見の持続を認め，有意にスタチン投与群で冠攣縮抑制効果を認めたという結果でした．スタチンは，Rho-kinaseを介してNOの産生を亢進させますので，この作用効果が冠攣縮抑制効果に繋がったものと思われます．しかし，このスタチン投与は，速効的な効果は期待困難で，徐々に効果を発揮する可能性があると考えた方がいいかもしれません．私は，治療抵抗性症例に，追加する場合が多いと思います．また，スタチンには，非常に多くの種類の薬がありますが，どの薬も同じ効果を発揮するか否かに関しては，明快な答えはありません．泰江先生が御報告されたのは，フルバスタチンナトリウム（ローコール®）というスタチンでした．

患者さんへの説明

スタチンには，冠攣縮を抑制する可能性があります．

専門医からのアドバイス

スタチンには急性効果は乏しく，発作が頻発する時期に著効することはありませんが，治療抵抗性症例には，カルシウム拮抗薬・硝酸薬とともに，追加治療をお勧めします．現時点では，フルバスタチンナトリウム（ローコール®）が報告されていますが，他のスタチンでも効果を認める可能性もありますので，追加処方も考慮して下さい．

47 抗不安薬・安定剤で発作が減少する？

冠攣縮性狭心症の患者さんの中には，発作が起きるかもしれないという不安感が不安感を呼び，症状が増悪する方がおられます．こういう患者さんには，カルシウム拮抗薬・硝酸薬を増量するよりも，抗不安薬や精神安定薬服用の方が，発作軽減に効果を認める場合があります．発作が頻発を認める不安定な急性期には，私もよく併用処方します．私は，アルプラゾラム（ソラナックス®）を眠前に，0.5 錠か 1 錠投与します．睡眠も良好となり，発作軽減に繋がる方を多く経験しました．科学的根拠は少ないですが，種々様々なことが冠攣縮を引き起こす要因であることを考えますと，血管拡張薬であるカルシウム拮抗薬や硝酸薬以外の薬の方が，効果を認める場合があることも理解できると思います．精神安定薬・抗不安薬の慢性投与は避けた方がいいと思いますので，状態が落ち着いてきたら，徐々に減量し，中止の方向で検討しています．

患者さんへの説明

カルシウム拮抗薬や硝酸薬以外の精神安定薬や抗不安薬服用が効果を認める場合もあります．

専門医からのアドバイス

冠攣縮性狭心症患者さんの中で，不安感等の関与が考慮される場合には，カルシウム拮抗薬・硝酸薬投与後に，抗不安薬追加も考慮して下さい．不眠から症状悪化される場合もありますので，不安定な時期には，睡眠薬併用も症状改善効果に繋がる可能性はあるかと思います．しかし，発作出現にかなりの精神的関与が考慮される場合は，心療内科や精神科受診をお勧めした方がよい場合もあります．

48 ジェネリック薬変更後に，症状増悪・再燃したら

我が国では，医療費抑制の面から，国がジェネリック薬への変更を推奨していますので，多くの冠攣縮性狭心症の患者さんが，カルシウム拮抗薬・硝酸薬等は，このジェネリック薬を服用されていると思います．患者さんによっては，正規薬服用中には，発作もなく調子が良かったが，ジェネリック薬に変更後に発作の再燃を認めるようになる方も経験します．ジェネリック薬は，正規薬と同じ成分で効果もほぼ同等であると国が推奨している薬ですが，患者さんの中には，ジェネリック薬が合いにくい場合もあります．もし患者さんが，ジェネリック薬変更後に発作回数が増えたと言われたら，正規薬に戻してあげて下さい．薬の値段的には，高くなりますが，正規薬変更後に症状の改善を認めるようでしたら，正規薬継続服薬をお勧めして下さい．また，ジェネリック薬は，非常に多くの種類がありますので，同じジェネリック薬から他のジェネリック薬への変更もあり得ますので，特に病院勤務の医師は，以前の薬と変更がないのかは，よく確認されることをお勧めします．病院も種々の理由で，国が推奨しているジェネリック薬を70～80％使用に上げていかなければなりません．処方

する医師は，同じ成分であるから同等の効果が期待できるはずであると思っていますが，以前も書きましたが冠攣縮性狭心症の患者さんは，一例一例異なりますので，薬の効果にも差異があっても理解できるかと思います．

患者さんへの説明

ジェネリック薬変更後に症状悪化した場合は，正規薬に戻してみましょう．

専門医からのアドバイス

私は，ジェネリック薬を信用していないわけではありませんが，重症の冠攣縮性狭心症患者さんには，なるべく正規薬継続をお勧めしています．万が一，ジェネリック薬変更後に，発作が再燃し，重篤な発作併発になった場合のことを想定しますと，少なくとも，カルシウム拮抗薬・硝酸薬は正規薬を継続して頂いた方が安全かと思います．開業されている一般内科の先生で，近隣の施設から紹介された冠攣縮性狭心症患者さんが正規薬のカルシウム拮抗薬と硝酸薬を服用されていた場合は，同時にジェネリック薬に変更ではなく，まず，硝酸薬からジェネリック薬に変更し，症状悪化がなければ，カルシウム拮抗薬に変更するのもひとつの方法です．

Ⅴ. 服薬中の薬の副作用

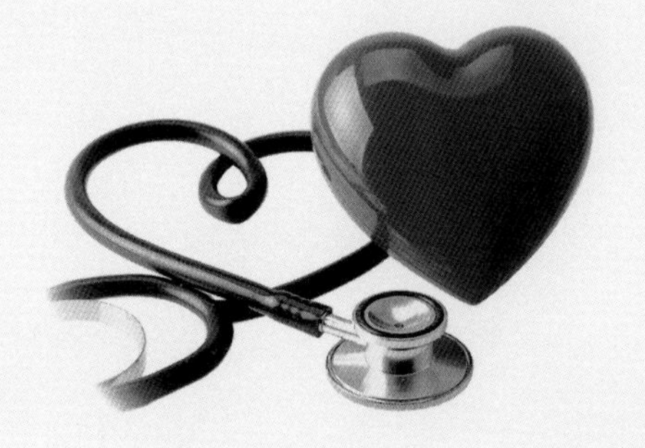

V．服薬中の薬の副作用

49　血圧が低い場合

血圧が高い冠攣縮性狭心症の患者さんには，カルシウム拮抗薬を処方することへの抵抗感が少ないと思われますが，血圧が低い患者さんには，ジヒドロピリジン系のカルシウム拮抗薬は処方しづらいと思います．自宅血圧値が 120/80 mmHg であれば，ニフェジピン（アダラート®）・ベニジピン（コニール®）等の薬の処方は可能かもしれませんが，自宅血圧値が 100/80 mmHg 以下である場合は，ジルチアゼム（ヘルベッサー R®）等の処方をされる場合が多いと思われます．しかし，この際に，徐脈傾向を認める方には，ジルチアゼム（ヘルベッサー R®）も処方困難な可能性もあります．このような場合は，ニコランジル（シグマート®）や硝酸イソソルビド（フランドルテープ®）・ニトログリセリン（ミリステープ®）になる場合も多いと思います．服薬後，自宅血圧値が 100/80 mmHg 前後でも，患者さん自身が，フラフラ感もなく，以前と変化なく生活可能であれば，継続服薬可能と思われます．血圧低値のみの理由で自己中断されないように指導して下さい．治療抵抗性冠攣縮性狭心症の患者さんは，少なくとも 2 剤以上のカルシウム拮抗薬服用に加え，硝酸薬・ニコランジル（シグマート®）も併用される場合が多く，必然的に血圧は低下傾向を認めます．患者さんの日常生活での QOL 低下が少なく，なおかつ，必要量の服薬継続を相談検討してもらうことが大切です．自宅での血圧測定値を持参してもらい，外来受診時に，患者さんとよく相談されることを勧めます．

患者さんへの説明

服薬開始後，血圧低値を認めても，自己判断で服薬中止せず，気になる場合は，自宅血圧測定値を持参し相談しましょう．

専門医からのアドバイス

投薬開始後は，自宅での血圧測定が可能であれば，自宅血圧測定値を持参して頂くことをお勧め下さい．QOL 低下を認める血圧低下の場合は，服薬減量か変更を考慮下さい．

50 服薬後に下腿浮腫出現

冠攣縮性狭心症の患者さんは，服薬治療により，カルシウム拮抗薬による副作用と思われる下腿浮腫出現を認めることがあります．多くの患者さんは，体重増加は著明ではなく，朝方よりも夕方の方が下腿浮腫が著明になります．下腿を指で押さえるとひっこみ，靴が履きづらい等の訴えや，心不全として紹介されることもあります．ニフェジピン（アダラート®），アムロジピンベシル酸塩（アムロジン®），ベニジピン（コニール®）等で下腿浮腫出現を認めることが多く，中止することで下腿浮腫は改善します．しかし，冠攣縮予防で服薬開始していますので，中止困難な場合の方が多いと思います．少量の利尿薬併用で少し経過をみても改善がなければ，カルシウム拮抗薬の変更を考慮して下さい．患者さんには，心不全徴候である息切れ・呼吸困難や急激な体重増加がなければ，慌てて外来受診されることはないことを説明しておいて下さい．可能なら体重測定は毎日行い，息切れ・呼吸困難などもなく体重増加なければ，定期受診の際に，相談しましょうと前もって指導しておいて下さい．

患者さんへの説明

カルシウム拮抗薬服薬開始後に下腿浮腫が出現した場合は，体重増加なく，胸部症状悪化なければ，次回受診時に相談で問題は少ないと思います．体重増加，呼吸困難等を認める場合は，早急に外来受診して下さい．

専門医からのアドバイス

カルシウム拮抗薬開始後に，下腿浮腫で受診された場合は，心不全徴候を認めなければ，患者さんの日常生活上での困り具合をよく聞いた上での判断で問題は少ないと思います．下腿浮腫のみで日常生活で困った問題点なく，胸部症状も発作出現なくコントロールされている場合は，継続加療で問題ないと思います．日常生活上での QOL 低下を目安に相談し，変更を考慮して下さい．

51　服薬後に頭痛が出現

カルシウム拮抗薬服用開始後にも認めますが，特に硝酸薬・ニコランジル（シグマート®）開始後に頭痛を訴える患者さんは認めます．中には，数日間の服用で徐々に慣れが生じ，頭痛軽減を認め，服薬可能になる患者さんもおられますが，多くは，服薬困難な場合が多いようです．患者さんの中には，朝服用すると頭痛がひどくて仕事ができないが，寝る前には服薬可能である方もおられます．頭痛の副作用を認める際には，一度試してみて下さい．しかし，寝る前の服用でも頭痛を認める場合は，服薬困難と判断せざるを得ないと思います．この頭痛には，鎮痛薬を併用しても効果は乏しいと思います．患者さんによっては，硝酸イソソルビド（フランドルテープ®）・ニトログリセリン（ミリステープ®）等でも頭痛の副作用を認めますので，数日間使用しても頭痛が持続する場合は，減量中止をお勧めます．

患者さんへの説明

冠拡張薬服薬開始後に頭痛の副作用を認める場合は，服薬継続困難な場合が多いため，早めに外来受診して下さい．

専門医からのアドバイス

冠拡張薬は，患者さんによっては頭痛の副作用を認める場合があり，処方時に，「服薬後に頭痛を認める場合もあります」と一言説明しておかれることをお勧めします．

52 服薬後に徐脈

ジルチアゼム（ヘルベッサーR®）やベラパミル（ワソラン®）を服薬されている患者さんは，服薬後に徐脈を認める可能性は高いと思います．これらの薬を服薬されている患者さんには，検脈をお勧め下さい．脈拍数が40/分後半で，少なくとも45/分以上ある場合は，服薬継続可能と思いますが，脈拍数が40/分前後で，45/分以下が持続する場合は，早めの外来受診を勧めて下さい．服薬開始後1〜2週間から1ヵ月の時点で，可能であれば，24時間心電図検査を施行すると正確な所見がわかります．胸部症状の残存している方は，症状出現時の心電図変化の有無もわかりますので，是非，検査を考慮してみて下さい．徐脈といっても50/分以上の脈拍数であれば，早急な受診は必要少ないと思います．また，可能な場合は，服薬開始前と1〜2時間後，5〜6時間後での検脈を指導し，外来受診時に持参して頂くとかなり信頼できる所見となります．自宅に血圧計がある方は，血圧測定されると心拍数もわかりますので，服薬後の時間も記入して持参されることを勧めて下さい．

患者さんへの説明

服薬開始後に心拍数40〜45/分の徐脈になる場合は，早めの外来受診を勧めます．服薬前から心拍数40/分台の徐脈の方は問題ないと思います．

専門医からのアドバイス

冠攣縮性狭心症の患者さんに，ジルチアゼム（ヘルベッサーR®）やベラパミル（ワソラン®）等の徐脈傾向を認める投薬を開始した場合には，心拍数が40/分台の徐脈が持続する場合は，服薬減量か早めの受診を説明しておいて下さい．また，自宅に血圧計を持たれている患者さんには，服薬開始後の血圧測定値と心拍数の結果を持参されることをお勧め下さい．

53 服薬後に頻脈

ニフェジピン（アダラート®）・ベニジピン（コニール®）・アムロジピンベシル酸塩（アムロジン®）等のジヒドロピリジン系のカルシウム拮抗薬を服用されている患者さんは，服薬後の頻脈を認める場合があります．これは主に，血管拡張に伴う反射性頻脈になります．動悸が激しく服用困難な場合は，服薬変更しかありません．服薬開始後に自覚症状がなければ継続服薬可能と思いますが，症状が著明な方は，前述した24時間心電図検査を勧めるのもひとつの方法です．また，血圧高値の方は，自宅での血圧測定の機会があるかもしれませんので，血圧手帳の持参を勧めて下さい．

患者さんへの説明

冠拡張薬服薬開始後に動悸出現を認め，頻脈を伴う場合は，検脈実施し，外来受診時にお教え下さい．

専門医からのアドバイス

ジヒドロピリジン系の薬や硝酸薬等の冠拡張薬を開始後に，頻脈になる可能性があることは説明しておきましょう．投薬開始後は，自宅血圧測定可能な患者さんには，服薬時間帯と血圧測定時間帯を記載して頂き持参を勧めましょう．自宅血圧測定困難な患者さんは，外来受診時の脈拍・血圧は測定しますので，当日の服薬時間を聴取することで，ある程度鑑別可能かもしれません．

54 投薬中止の場合は，主治医とよく相談すべきで，勝手な自己中止を防ぎましょう

この項目については，もうすでに何度も記載しています．服薬治療中の患者さんの自己中断が，最もイベント発生に繋がる可能性が高いと思われます．自分で勝手に投薬を中止せずに，相談して下さいと何度も説明して下さい．冠攣縮性狭心症は，治る心疾患ではないということを強調して下さい．治らない心疾患であるから，継続服薬治療が必要です．逆に，服薬しているから胸部症状出現なく経過していることを患者さんによく説明して下さい．どうしても服薬継続困難な場合は，ニトロ舌下・噴霧は携帯持参されることをお勧めして下さい．いつ発作が再燃するかもしれませんので，特効薬であるニトロは必ず携帯をお勧め下さい．

患者さんへの説明

冠攣縮性狭心症は治る心疾患ではなく，服薬継続が一番大事なことです．服薬中止に関しては，よく相談しましょう．

専門医からのアドバイス

投薬中止の相談をされた場合は，患者さんに，突然死する可能性もある心疾患であることを，再度，説明して下さい．患者さんから強い希望がある場合は，最低限の投薬継続か，ニトロの携帯持参を勧めて下さい．

55 自己判断で服薬減量させてはいけません 民間療法は信用すると危険かも

外来を受診される患者さんは，いろんな方がおられます．心臓カテーテル検査まで施行し，冠攣縮性狭心症と最終診断された方が，種々の民間療法（健康体操・気功・サプリメント服用など）で，疾患の改善を図りたいと希望される方もおります．積極的にはお勧めしませんが，精神面での改善効果や，運動療法も改善に繋がる可能性は否定できませんので，服薬継続の上でお勧めすることはあります．しかし，原則的には，この冠攣縮性狭心症は，治る心疾患ではないことをよく理解して頂き，服薬減量は可能かもしれませんが，服薬中止は困難であることを再度，説明して下さい．「よくなりたい，完全に治りたい」という患者さんのお気持ちはよく理解できますが，自己判断での服薬減量中止は避けて頂きたいと思っております．私の外来を受診される患者さんの中に，民間療法で良くなったという患者さんがおられますが，投薬処方を外来受診時に，30 日分希望されますが，診察は 3～4 ヵ月後で良いという方もおられます．自己判断で服薬を調整されているようですが，こういう不規則な服薬はあまりお勧めできません．何度も説明していますが，理解して頂けません．薬は服薬量が少ないに越したことはないですが，中途半端な服薬で取り返しのつかない事態が生じる可能性もあります．この冠攣縮性狭心症は，突然死もきたす可能性のある心疾患であることを考えますと，規則正しい服薬は必須です．民間療法等に関しては，患者さん個人個人の状況から，相談にのってあげて下さい．

患者さんへの説明

自己判断での服薬減量や服薬中止は避けて下さい．民間療法等に関してはよく相談しましょう．

専門医からのアドバイス

冠攣縮関与には，種々の要因が考えられますので，民間療法を否定するのではなく，服薬継続は指導して下さい.

Ⅵ. 検　査

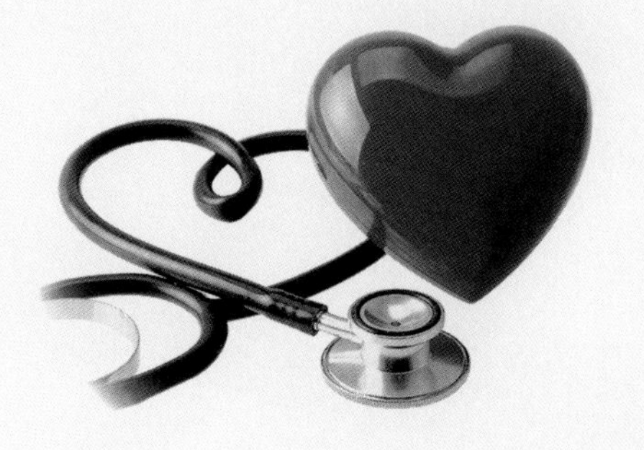

Ⅵ. 検　査

56　診断後に受ける定期的検査は？

会社等での定期健診を受けていない患者さんであれば，外来治療中は，少なくとも年に1回の血液検査と胸部X線検査や心電図検査は，お勧めしています．その他に，心機能低下がある場合は，心エコー検査も1～2年に1回は施行して下さい．動脈硬化進行の場合もありますので，診断後5年経過した際には，冠動脈CT検査か心筋シンチ検査を考慮して下さい．心臓カテーテル検査は，服薬治療を継続しているにもかかわらず，胸痛発作が再燃した場合は，動脈硬化進行の場合もありますので，施行を考慮してみて下さい．最近は，冠動脈CT検査で，かなり正確に冠動脈硬化進行の有無が判明しますので，心臓カテーテル検査より先に施行されることが多くなってきていると思います．また，器質的冠動脈狭窄を認めない冠攣縮性狭心症患者さんに運動負荷試験を行う施設は少ないですが，私の経験では，このような患者さんの約半数の症例がなんらかの異常所見を認めます．また，運動負荷心電図陽性所見を約1/3の症例に認めますので，比較的若年の方であれば，高額な冠動脈CT検査や心筋シンチ検査ではなく，トレッドミル運動負荷試験を受けることをお勧めしています．この検査も毎年は必要ないと思いますが，2～3年に1回程度は，考慮してみて下さい．また，服薬治療開始後も頻回に胸部症状出現を認め，救急受診される場合には，服薬下での薬剤誘発負荷試験を受けることもひとつの選択肢です．現在服用している薬の効果が十分か否かがわかる可能性がありますので，不安感が強い患者さんには，考慮すべき検査かと思います．

患者さんへの説明

定期検診を受けていなければ，年に1回は，血液検査・胸部X線検査・心電図検査は受けましょう．症状がなくても，3〜5年後には，冠動脈硬化進行の有無に関する検査をお勧めします．

専門医からのアドバイス

冠攣縮性狭心症の患者さんの中には，動脈硬化進行を認める患者さんも経験します．診断時にほぼ正常冠動脈であった患者さんでも，数年後に器質的冠動脈狭窄を呈することはあります．勤務医の先生であれば，少なくとも3〜5年後にはトレッドミル運動負荷試験を，また，開業されている一般内科の先生は，トレッドミル検査が施行困難であれば，マスター負荷試験を考慮されることをお勧めします．また，患者さんと相談の上ですが，診断後5年が経過した時点で，一度，冠動脈CT検査は相談されるのもひとつかもしれません．ホルター心電図は，数年に1回は考慮すべき検査かと思いますが，外来加療中に胸部症状がほとんどない方には，実施困難かと思います．私は，発作再出現時か，不定愁訴等を認める場合にお勧めすることが多いです．

57 冠動脈CT検査では，冠攣縮診断は困難です

この検査は，心臓カテーテル検査を施行した場合の硝酸薬投与後の冠動脈状態が把握できる検査です．いわゆる冠動脈に狭いところがないのか否かを精査する検査です．以前は，心臓カテーテル検査まで施行しないとわからなかった冠動脈の所見が，50〜80 mL前後の造影剤使用と10秒間程度の息止めが可能な方に，簡単に精査可能になりました．最新鋭の機械ですと，息止めも不要です．日常臨床現場では，多くの循環器科医が，冠攣縮性狭心症を疑った場合に，腎機能等に問題が少なければ，施行している検査です．しかし，冠動脈CT検査では，最終的な冠攣縮性狭心症の診断

は困難です．胸部症状を認め，発作時に心電図変化も捕まっている場合に，冠動脈CT検査で有意狭窄がなければ，冠攣縮性狭心症か，冠微小血管障害の可能性が高くなります．まれに，冠動脈CT検査で，一過性の冠動脈収縮状態が記録されることもありますが，ほとんどの症例で硝酸薬が前投与されていますので，冠攣縮を冠動脈CT検査で記録することは非常に珍しいことです．薬剤を用いた時点と硝酸薬投与後の2回の冠動脈CT検査で，冠攣縮が診断可能になれば，心臓カテーテル検査は不要になりますが，被爆の問題や安全性・診断精度感度の問題もあり，現時点では困難なようです．冠動脈CT検査を受け，「**おそらく冠攣縮性狭心症でしょう**」と診断され，服薬を開始された患者さんは，多くおられると思います．

患者さんへの説明

冠動脈CT検査では，冠攣縮性狭心症の最終診断は困難です．冠攣縮性狭心症の疑い所見にとどまります．

専門医からのアドバイス

開業されている一般内科の先生や勤務医の先生の中にも，安静時胸痛を認め外来受診された患者さんに，冠動脈CT検査を施行し，有意狭窄所見を認めなかった場合に「冠攣縮性狭心症疑い」として加療開始される先生は多いかと思います．しかし，この場合には，本当に冠攣縮性狭心症か否か最終診断がついておらず，疾患の重症度も不明であることは，よく認識されておかれた方がよいかと思います．仮に，冠攣縮性狭心症であったと仮定しても，1枝か2枝か3枝冠攣縮か，近位部か遠位部誘発冠攣縮か，び慢型か限局型冠攣縮例なのかに関しては全く不明です．冠攣縮性狭心症は，カルシウム拮抗薬を服用していれば，どんな症例でも予後良好な心疾患であるとは言えません．重症度に合わせた投薬が必要な心疾患でもあることを銘記下さい．

58　心筋シンチ検査でも異常所見がわかる場合があります

冠攣縮性狭心症の診断に心筋シンチ検査を汎用している循環器科医は少ないと思いますが，診断の助けになる場合があります．しかし，これも冠攣縮を診断できるのではなく，冠攣縮による虚血性変化からなんらかの異常所見を得ることができる程度ですので，最終診断にはなり得ません．胸部症状を認め，外来受診された患者さんからなんらかの異常所見を得る検査のひとつです．この検査での集積低下・集積欠損や洗い出し率低下所見は，虚血に起因した所見である場合が多いようです．この検査で，なんらかの異常所見が得られ，冠攣縮性狭心症を疑って検査を進めていく場合には，より診断確定に近づきますが，この検査で全く異常所見を認めなくても，冠攣縮なしとの診断は困難です．被爆の問題もないわけではありませんが，検査がやや高額な点が難点です．しかし，この心筋シンチ検査で，異常所見がない場合は，冠動脈に器質的狭窄を認めない可能性が高いことは判明します．私は，以前は，トレッドミル検査や非観血的負荷試験後に，心筋シンチ検査を施行し，心臓カテーテル検査の必要性について検討していました．しかし，今は，冠動脈CT検査を先に施行することも多くなりました．冠動脈CT検査で，冠動脈に有意狭窄所見を認めず，冠攣縮性狭心症の可能性が高いが，心臓カテーテル検査は希望されない方には，可能な範囲で，心筋シンチ検査は施行するようにしています．この心筋シンチ検査で，多枝の冠攣縮性狭心症の可能性が非常に濃厚と思われる場合は，投薬を強化するようにしています．

患者さんへの説明

心筋シンチ検査でも，冠攣縮性狭心症の病態を把握可能な場合があります．

専門医からのアドバイス

アデノシン負荷タリウム心筋シンチ検査を外来で施行すると，かなり高額な医療費が必要になります．表8に循環器に関する各種非観血的検査と窓口負担額を提示しました．心筋シンチ検査は，冠動脈CT検査の約3倍弱の費用になります．高額な検査であることを説明し，承諾頂いた患者さんには，病状把握目的で施行させて頂きます．

一例症例提示します（図28）．近医で安静時胸痛を認め，冠動脈CT検査を施行され，器質的冠動脈狭窄所見認めず（図28A），冠攣縮性狭心症と診断され加療が開始されました．アムロジピンベシル酸塩（アムロジン®）2.5 mgとニコランジル（シグマート®）（2.5）3T服薬開始後も胸痛発作を頻回に認め，不安定狭心症状態で当院外来を受診されました．心臓カテーテル検査前に施行したテクネシウムMIBI心筋シンチ検査で，前壁と下壁に集積低下所見を認め（図28B），少なくとも2枝の冠攣縮性狭心症の可能性が高いことが判明しました．硝酸薬投与後の冠動脈造影検査では，有意狭窄所見認めず（図28C, D），薬剤誘発負荷試験では，3枝に誘発冠攣縮を認め（図28E, F），投薬を強化後に退院されました．

表8　非観血的検査と窓口負担

検査項目	窓口負担（3割）	窓口負担（1割）
心電図検査	390円	130円
胸部X線検査	630円	210円
心エコー検査	2,640円	880円
ホルター心電図検査	4,500円	1,500円
トレッドミル運動負荷検査	3,600円	1,200円
タリウム心筋シンチ検査	27,010円	9,000円
冠動脈CT検査	10,070円	3,360円

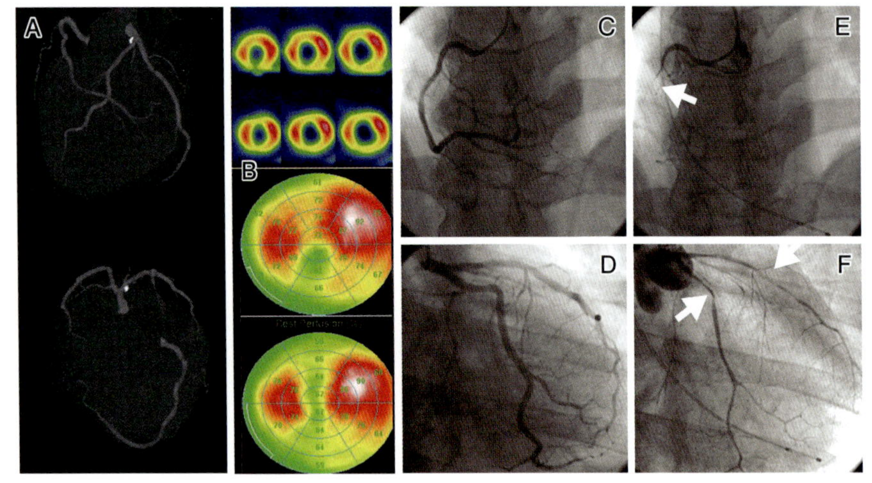

A：冠動脈 CT 所見
B：テクネシウム MIBI 心筋シンチ
C：右冠動脈（硝酸薬投与後）
D：左冠動脈（硝酸薬投与後）
E：右冠動脈（アセチルコリン 20 μg 投与後）
F：左冠動脈（アセチルコリン 100 μg 投与後）

図 28　冠動脈 CT 検査後に冠攣縮性狭心症と診断され加療開始されたが，不安定狭心症で緊急入院した症例

59　安静時胸痛でも運動負荷試験で異常所見がみつかるかも

夜間・早朝の安静時胸痛を認め，循環器科を受診しても，運動負荷試験を検査の一つにあげる医師は非常に少ないと思います．しかし，多くの冠攣縮性狭心症の患者さんは，朝方のとても軽い労作（トイレ歩行・洗面・歯磨き等）で胸痛発作を認めます．また，冠攣縮性狭心症の患者さんの冠動脈は，夜間から早朝に，正常の方に比べて収縮状態を認めていますので，軽い運動負荷試験で，虚血状態が誘発される可能性も十分考慮されます．実際，私が冠攣縮性狭心症の患者さんに施行したトレッドミル運動負荷試験では，約半数の患者さんに，なんらかの異常所見を認めました．この冠攣縮性狭心症の患者さんの多くは，40 歳以降の方が多く，冠動脈硬化の有無を精査する意味でも，一度，運動負荷試験を検討してみて下さい．このトレッドミル運動負荷試験で，最大心拍数150～160/分以上の運動負荷が施行可能で，胸部症状も心電図変化も陰性でしたら，冠動脈硬化は乏しいのかもしれません．また，このトレッドミル運動負荷試験で異常所見を認めた場合は，冠動脈硬化を認める場合も考慮されますので，冠動脈CT検査をお勧めしています．

患者さんへの説明

冠攣縮性狭心症と診断された患者さんは，可能なら，トレッドミル検査も受けることを勧めます．

医師向けアドバイス

最初にも書きましたが，安静時胸痛で受診された患者さんでも，トレッドミル運動負荷試験施行を検討してみて下さい．

60 心臓カテーテル検査を勧める目安

胸部症状の精査目的として，最終的には，心臓カテーテル検査が勧められます．現在は，冠動脈CT検査が非常に発達し，冠動脈病変の有無が判明することが多いと思います．心臓カテーテル検査を施行すれば，胸部症状が，本当に冠動脈の攣縮で引き起こされているのか，また，重症度はどれくらいか，発作時に重篤な状態に陥る可能性がないのか否かがわかると思います．私が外来で診察させて頂く際に，胸部症状の精査目的で最終的に心臓カテーテル検査まで勧める目安は，日常生活における患者さんの困り具合をひとつの目安にしています．時々，胸がおかしくなるが，日常生活では，全く困っていないと申される方には，あまり積極的に検査を勧めません．最終的には，患者さん本人が選択されることですので，患者さんの希望に添って，決定することが多いようです．しかし，胸部症状は患者さん個人個人で異なりますので，胸部症状は非典型的だが，冠攣縮による発作が重篤なイベント発生に繋がる可能性が高いと思われる方には，状況を説明し，心臓カテーテル検査までお勧めしています．しかし，心臓カテーテル検査も合併症併発のリスクもありますので，リスクとベネフィットをお話して，承諾された方に検査施行させて頂くことになります．心臓カテーテル検査施行に関して，年齢制限はありませんが，私は，超高齢者（85歳以上）の方には，患者さんの希望もありますが，冠動脈CT検査まで施行し，カルシウム拮抗薬を開始させて頂くこともあります．若い30～40歳代の方は，可能な限り，精査をお勧めしています．これから，一生服薬が必要かもしれない疾患であり，正確な診断を受けて，適切な投薬を開始することが予後改善にも繋がります．心臓カテーテル検査と薬剤誘発負荷試験を実施されず，冠攣縮性狭心症疑いで服薬治療を開始された方は，徐々に服薬のアドヒアランスが低下してくる場合も多いかもしれません．本当に飲まないといけない薬であるという認識があれば，継続服薬ができると思います．

ポイント

心臓カテーテル検査実施の目安は，患者さんの日常生活での困り具合によりますが，非観血的検査で重症の冠攣縮性狭心症が疑われる場合は，積極的に検査施行に関して説明しています．

専門医からのアドバイス

私は，冠攣縮性狭心症疑い全例に積極的な薬剤誘発試験を含めた心臓カテーテル検査施行を推奨しているわけではありません．日常生活上での患者さんの困り具合を参考に精査の必要性を考慮しています．しかし，若年者には，やや積極的な診断をお勧めしていると思います．また，超高齢者には，腎機能低下がなければ，冠動脈CT検査を実施し，心筋シンチ検査と合わせて可能な範囲で診断し，治療開始することが多いと思います．心臓カテーテル検査に伴う合併症併発も皆無ではありませんので，この点に関しては，いろんな考えた方があるかと思いますが，主治医それぞれの対応で問題ないと思います．

61 心臓カテーテルサマリーを手渡しましょう

冠攣縮性狭心症の患者さんの多くは，自分が受けた心臓カテーテル検査の結果をよく理解されていません．医学的なことですので，難しいかもしれませんが，胸痛で救急搬送される患者さんの中には，他院で，心臓カテーテル検査を受けておられる方も多く認めます．この際に，医師からどういう説明を受けましたか，とお聞きしますが，「大丈夫だった」「冠動脈に悪いところはなかった」などしか答えを得られないことが多いようです．薬剤誘発負荷試験まで受けられたのか否かも不明のことが多いと思います．実際は，硝酸薬投与後の冠動脈造影検査のみを受けて，「冠攣縮でもあるんじゃないのか？」程度の方もおられます．私は，自分が心臓カテーテル検査を施行させて頂いた患者さんには，心臓カテーテル検査結果サマリーは手渡すようにしています．将来，胸が痛くなって他の病院に救急搬送された際にも，役立つ可能性はあるかもしれないと思い，全例に手渡しています．このカテーテルサマリーが実際，役に立っているのかは不明ですが，冠動脈に有意狭窄を認めない冠攣縮性狭心症の方が救急搬送された場合に，不要な冠動脈造影検査を回避できるかもしれません．冠攣縮性狭心症の患者さんには，少なくとも，自分の冠動脈に有意な狭窄部位があったのか否か，どこの冠動脈が異常収縮したのかは，覚えておかれることをお勧めしています．自分の体は，自分で守ることも必要です．「医師任せにせず，自分の病気を正しく理解し，自分で対応できることは自分で対応するという心構えが必要です」と常々説明しています．しかし，患者さんが実際どれくらい理解して下さっているのかはわかりませんが….

患者さんへの説明

心臓カテーテル検査サマリーは，主治医からもらわれることをお勧めします．自分の冠動脈の状態を把握することは必要です．

専門医からのアドバイス

開業されている一般内科の先生は，近隣の施設で心臓カテーテル検査を受けられ冠攣縮性狭心症と診断され，外来加療中の患者さんも多くおられることと思います．おそらく精査を受けられた施設で，患者さんは，説明は受けられていると思いますが，カテーテルサマリーを入院サマリー同様に送付して頂き，カルテに同封されておかれることをお勧めします[23)]．外来診察時に，時々，検査結果を患者さんにも説明しながら，自分の記憶の整理をされることをお勧めします．この点は，勤務医の先生も同様です．時々，患者さんのチェック再検討をお勧めします．

62 動脈硬化が進むこともある

冠攣縮性狭心症の患者さんは，冠動脈に器質的狭窄を認めない，いわゆるほぼ正常冠動脈を呈する方を多く認めます．しかし，5年から10年程度経過すると，昔に正常だった冠動脈に動脈硬化進行を認める患者さんを経験することがあります．冠攣縮を認める冠動脈は，認めない冠動脈に比して動脈硬化が進行しやすいという報告もあります．何年も前に，冠攣縮性狭心症と診断した方は，少なくとも5〜10年単位で，冠動脈硬化進行の有無を精査されることを勧めします．若い方であれば，トレッドミル運動負荷試験検査でもいいですし，腎機能に問題なければ，冠動脈CT検査を受けておかれることをお勧めしています．冠攣縮性狭心症で服薬治療を受けていた方が，今まで発作もなく落ち着いていたが，最近，以前と同様に発作が起き始めてきた場合は，早めの外来受診を勧めて下さい．動脈硬化進行を認めず，冠攣縮の増悪のみであれば，服薬強化増量が必要になります．

一方，冠動脈に明らかな動脈硬化進行を認める場合は，冠動脈形成術等の治療が必要になる場合もあります．以下は，早朝安静時の胸痛発作で，心臓カテーテル検査を施行し，左冠動脈には有意狭窄所見認めず（図29B），引き続き施行したアセチルコリン負荷試験にて左前下行枝に誘発冠攣縮陽性所見（図29A）を認めた70歳代の男性患者さんですが，検査後7年間は服薬治療で発作もなく良好な経過でした．しかし，安静時の胸痛発作再燃を認め，再度，紹介頂き，冠動脈CT検査を施行しますと，以前に全く正常冠動脈であった部位に新規冠動脈硬化病変の出現を認めました（図29C）．この患者さんは，冠動脈形成術目的で予定入院の数日前に，胸痛発作を認め意識消失し救急搬送されましたが，亡くなられました．冠動脈CT検査からは，決して難しい冠動脈形成術ではなく，ステント留置で非常にきれいな出来上がりが期待できる病変でしたので，非常に残念な症例でした．しかし，冠攣縮性狭心症の患者さんには，少なくとも5～10年経過した際には，冠動脈硬化進行を認める場合もありますので，冠動脈CT検査かトレッドミル運動負荷試験をお勧めしています．腎機能低下があり，冠動脈CT検査が困難な方は，心筋シンチ検査で虚血の有無を精査することもあります．

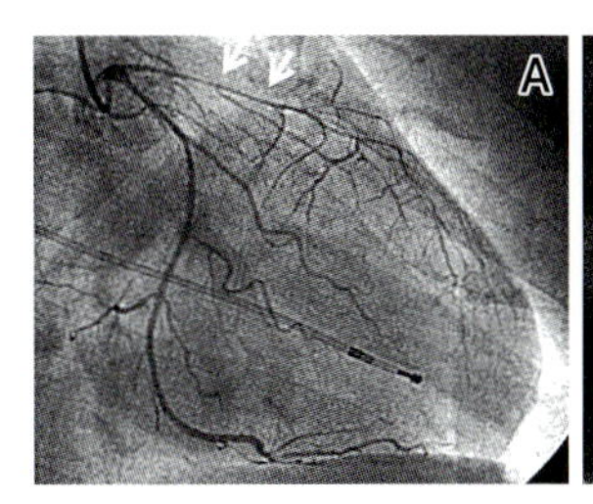

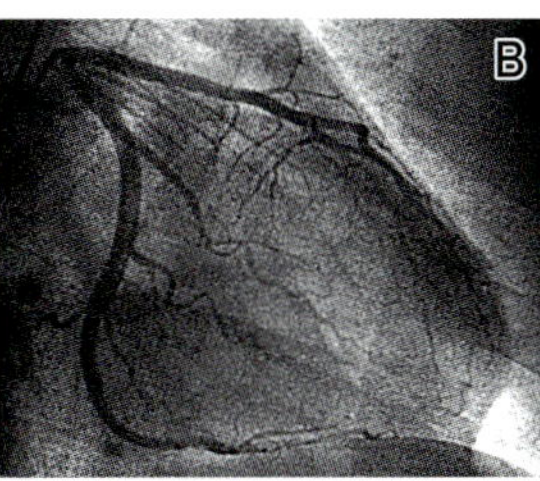

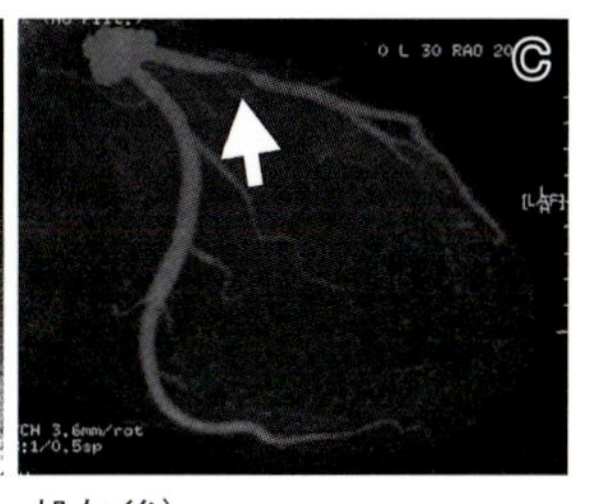

A：左冠動脈（アセチルコリン100 μg投与後）
B：左冠動脈（硝酸薬後）
C：左冠動脈（7年後の冠動脈CT所見）

図29　動脈硬化の進行を認めた冠攣縮性狭心症例

患者さんへの説明

冠攣縮性狭心症は，冠動脈硬化の進行を認める場合もあり，5～10年後には，冠動脈硬化進行の有無の精査をお勧めします．

専門医からのアドバイス

冠攣縮性狭心症患者さんは，冠攣縮を認めない患者さんに比して冠動脈硬化進行を認めやすい症例が存在するために，診断時にほぼ正常冠動脈であった症例でも，5～10 年経過した時点で，冠動脈硬化進行の有無を念頭に外来でのチェックを行って下さい.

Ⅶ. 重篤な合併症と治療

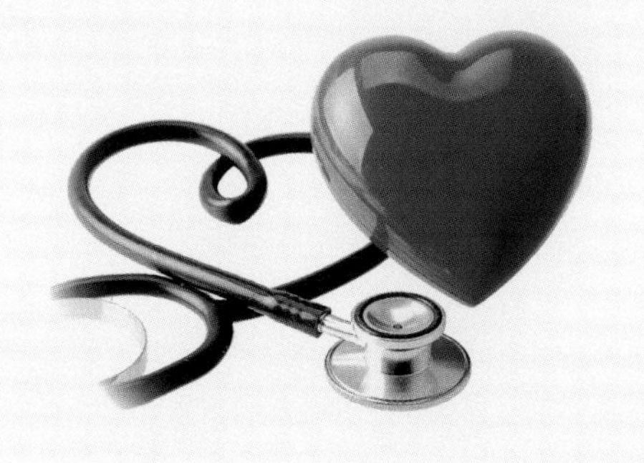

Ⅶ. 重篤な合併症と治療

63 突然死する場合もある

冠攣縮性狭心症の一部の患者さんは，発作時に重篤な不整脈併発等を認め，突然死される方も経験します．蘇生既往例や多枝冠攣縮性狭心症や発作時に重篤な不整脈合併例は，予後が不良と報告されています．私も，突然死された冠攣縮性狭心症の経験は数例あります．冒頭の1例として記載しました症例以外に，図30に示しました約9ヵ月前に多枝の冠攣縮性狭心症と診断し（図30F，G，H，I），カルシウム拮抗薬と硝酸薬で服薬継続中の方でしたが，午前6時頃起床後に，胸の違和感を認め，ニトロ舌下され，その後，玄関先で突然倒れ，救急要請がありました．救急隊到着時には，意識がなく，心室細動を確認し，AEDで3回除細動が行われましたが（図30A），洞調律に復さず，蘇生術を施行されながら，病院搬送されました．補助的体外循環を開始し，除細動後に洞調律に復し（図30B），ほぼ正常心電図に復しましたが（図30C），その12時間後に永眠されました．この患者さんは，『約5年前から重労働後に前胸部の息が抜けた感じ，立っておれない，これ以上するとおかしくなるのがわかる．月に1回くらいおかしい感じがあり，3ヵ月に1回は，冷や汗も伴うひどい発作があり，坐り込んで30分くらいしてやっと落ち着く』と話されていました．外来で施行したトレッドミル運動負荷試験では，心拍数157/分まで運動可能でしたが，胸痛や心電図変化出現は認めませんでしたが，著明な息切れを認めました．また，外来で施行したアデノシン負荷タリウム心筋シンチ検査で，SPECT画像やBull's eye表示では，明らかな集積低下所見認めませんでしたが（図30D），洗い出し率の著明な低下を認めました（図30E）．まさに重症の冠攣縮性狭心症の1例でした．また，もう

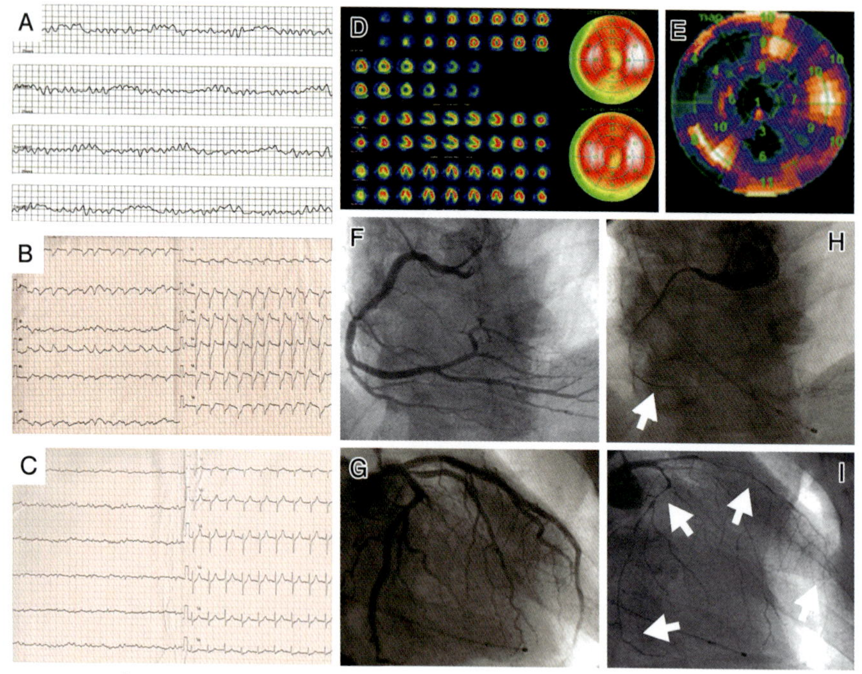

A：自動体外除細動装置装着時心電図（心室細動）
B：経皮的心肺補助装着後
C：大動脈内バルーンポンプ挿入後
D：アデノシン負荷タリウム心筋シンチ（SPECT 画像・Bull's eye 表示）
E：洗い出し率
F：右冠動脈（硝酸薬後）
G：左冠動脈（硝酸薬後）
H：右冠動脈（アセチルコリン 25μg 投与後）
I：左冠動脈（アセチルコリン 50μg 投与後）

図 30　服薬加療中に突然死された冠攣縮性狭心症

1 例は，午前中に山菜取りに一人で山へ出かけられた方ですが，車から降りて，しばらく歩かれた後に亡くなられているところが発見されました．薬は服用されていたようですが，服薬の自己中断は，突然死に繋がる一番の危険な選択です．

患者さんへの説明

冠攣縮性狭心症は，突然死もきたす可能性のある恐い心疾患の一つであることを再度思いだして下さい．

専門医からのアドバイス

再度，冠攣縮性狭心症は突然死もきたす心疾患のひとつであることは，患者さんに説明しておいて下さい．「カルシウム拮抗薬でも飲んでおれば大丈夫」というような安易は説明は避けられた方がよいかと思います．患者さんを怖がらせることはありませんが，「**突然死もきたす可能性のある心疾患であるからこそ，忘れずに服薬継続しましょう**」と説明して下さい．

64 失神する場合もある

冠攣縮性狭心症の患者さんの中には，失神を主訴に認める方もおられます．失神前に胸部症状を認める方と，胸部症状は認めずいきなり失神する方がおられるようです．失神を認めた場合は，頭部疾患の精査を受けることが第一ですが，頭部疾患（脳梗塞・脳出血・一過性の脳虚血発作・てんかん等）が除外されると，循環器精査で紹介されることもあります．この際には，24 時間心電図・心エコー検査に加え，冠動脈 CT 検査も実施されると思います．しかし，冠動脈に有意狭窄所見を認めなくても，失神の原因は心臓由来ではないと断定できません．失神前になんらかの胸部症状を認めた場合は，冠攣縮性狭心症の可能性も考えて，心臓カテーテル検査・薬剤誘発負荷試験を実施されることもありますが，失神前に胸部症状を認めない場合には，診断困難な場合もあります．現在の循環器臨床現場では，失神前に胸部症状を認めない患者さんに，積極的に冠攣縮を診断している施設は皆無と言っても過言ではありません．

症例を提示しましょう．1 例目は，70 歳代の男性で，トイレ歩行後に失神を認め，近医に救急搬送されました．脳梗塞を疑われ，脳外科専門医に紹介されましたが，頭部MRI等の検査後，脳梗塞は否定的と最終診断されました．循環器疾患ではないかとの紹介で，循環器科転科となり精査しましたが，異常所見乏しく，24時間心電図・モニター心電図でも失神をきたすような不整脈は認められませんでした．患者さんと相談の上，最終的に冠動脈造影検査，電気生理学的検査と，薬剤誘発負荷試験を実施し，多枝の冠攣縮性狭心症と最終診断しました．カルシウム拮抗薬を開始し退院されましたが，以後5年間，服薬治療中ですが，一度も失神発作の再発は認めていません．

もう1例は，40歳代の男性で，朝起きてこないと妻が起こしにいくと意識がなく，救急搬送されました．頭部精査を受けられましたが，異常所見なく，この際は，輸液等で徐々に意識レベルの改善を認め軽快退院されました．その数ヵ月後に，再度，同様に朝起きてこないために，妻が起こしに行くと意識がなく，再度，救急搬送されました．この際には，多臓器不全状態を認め，加療を受け改善しました．この際にも頭部精査を受けていますが，異常所見は認められませんでした．日常生活でも胸の症状は認めませんでしたが，今回は，心臓由来の失神の鑑別が必要とのことで，最終的に心臓カテーテル検査・薬剤誘発負荷試験を実施し，冠攣縮性狭心症と診断しました．カルシウム拮抗薬・硝酸薬を含めた加療を開始し，以後は，意識消失で搬送されることはなくなりました．

この2症例の患者さんのように，失神前に胸痛・胸部圧迫感等の症状を認めない方は，最終的に，薬剤誘発負荷試験を含めた心臓カテーテル検査まで施行しないと診断がつきません．しかし，原因不明の失神例の原因として，冠攣縮性狭心症の可能性があることは銘記しておくべきことのひとつです．現場で働く循環器科医でも，ここまでの認識はない方が多いと思いますので，この本をお読みの先生で，原因不明の失神を既往に有する患者さんでお困りの場合は，一度，冠攣縮による失神ではないかと循環器科医に相談してみて下さい．

ポイント

失神前に胸部症状を認めない場合でも，冠攣縮が原因の失神はあります．原因不明の失神の鑑別疾患として，冠攣縮性狭心症を考慮して下さい．

専門医からのアドバイス

失神の前に胸部症状を認めない場合でも，冠攣縮の関与はあり得ることを認識下さい．原因不明の失神例の原因のひとつとして冠攣縮も鑑別に入れて下さい．原因不明の失神例の精査目的で，電気生理学的検査とともに冠動脈造影検査まで予定している場合は，電気生理学的検査で異常所見を認めない場合は，患者さんの承諾を得て，薬剤誘発負荷試験実施も検討下さい．

症例提示：最近経験した失神の原因が冠攣縮であった症例を提示します．患者さんは60歳代の女性の方です．約2年前の午前8時頃の通勤途中の運転中に意識消失を認め，追突事故を起こされました（追突前の走行記憶がない）．頭部精査を受けるも異常所見は乏しかったようですが，脳外科にて抗血小板薬が処方され加療中でした．その後は意識消失発作は認めませんでした．2017年3月初旬の午前4時頃，バイクで新聞配達中に，急に倦怠感出現を認め，その後意識消失し路上に転倒されました．通行人に発見され，呼びかけで意識回復され，当院に救急搬送されました．再度，頭部精査施行されましたが，失神の原因となる異常所見はやはり認められませんでした．入院当日の午前8時にも嘔吐後に意識消失を認め，心拍数40/分台の徐脈と低血圧80 mmHgを認めました．心電図で$V_{4\text{-}6}$誘導に軽度のST低下所見を認めたために，循環器科に紹介されましたが，診察した循環器専門医は，迷走神経反射ではないかと回答していました．その後は意識消失発作は認めませんでしたが，原因精査目的で睡眠時無呼吸症候群も疑われ精査したところ，無呼吸低呼吸指数が1時間あたり42.6回と重症の睡眠呼吸障害も判明しました．その後，心精査目的で入院となり，冠動脈造影検査が施行されました．図31に提示したように，左右冠動脈に有意狭窄所見は認めませんでした（図31A，B）．左冠動脈にアセチルコリン 20/50/100 μg 投与では，誘発冠攣縮陰性でしたが，アセチルコリン 200 μg 投与後に，気分不良を訴えられ，意識消失の前にこんな感じになると話されました．回旋枝末梢と左前下行中間部に冠攣縮陽性所見を認め，I aVL $V_{1\text{-}6}$ 誘導で陰性 T 波の出現を認めました（図31C）．この際に血圧低下も認めました．血圧回復後に，右冠動脈へのアセチルコリン負荷試験を 20/50/80 μg 投与し実施しましたが，誘発冠攣縮は陰性でした（図31D）．本症例の失神の原因は冠攣縮と診断し，カルシウム拮抗薬が開始されました．

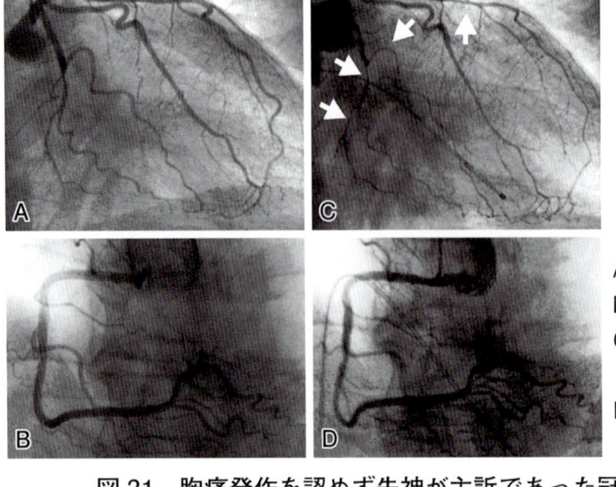

A：左冠動脈（硝酸薬後）
B：右冠動脈（硝酸薬後）
C：左冠動脈（アセチルコリン 200 μg 後）
D：右冠動脈（アセチルコリン 80 μg 後）

図 31　胸痛発作を認めず失神が主訴であった冠攣縮性狭心症例

コラム：失神既往のある患者さんには，頭部精査やヘッドアップチルト負荷試験や電気生理学的検査は必須の検査です．我が国のガイドラインの中にも，原因不明の失神例における精査として，冠攣縮誘発負荷試験は記載されていません．最近まとめられた COVADIS グループからの報告では[24]，失神の前に胸痛を有する症例への冠攣縮誘発負荷試験は，クラス I に分類されています．しかし，失神発作の前に胸痛や胸部圧迫感等を認めない原因不明の失神例への記載はみあたりません．

我々が最近まとめた結果を図32 に提示します[25]．緊急検査ではなく

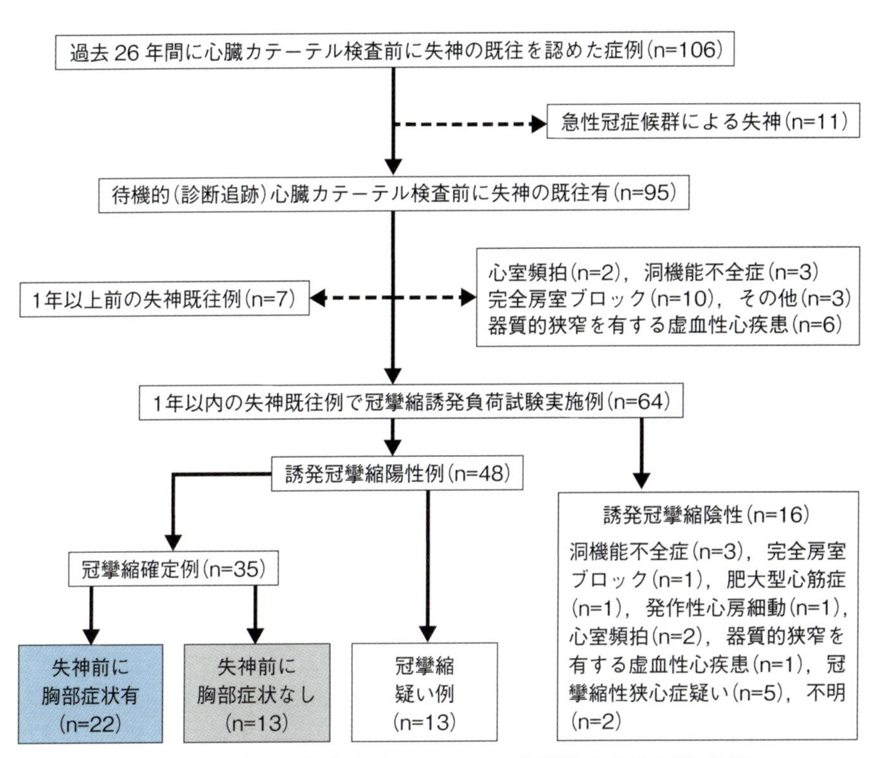

図 32　失神の既往を有する症例への薬剤誘発負荷試験成績

待期的か追跡造影カテーテル検査を施行した過去の症例の中で，95 例に過去に失神の既往を認めました．7 例は 1 年以上前の既往で除外し，1 年以内の症例を 88 例に認めました．24 例は明らかな原因疾患が考慮され，薬剤誘発負荷試験は未施行でしたが，残りの 64 例に検査時に冠攣縮誘発負荷試験を実施しました．結果は 16 例は陰性でしたが，残りの 48 例は誘発冠攣縮陽性所見を認め，失神の前に胸部症状を認めない症例を 13 例に認めました．これらの 13 例は，誘発負荷試験時に，一過性の 90％以上の冠攣縮と有意の心電図変化を認めた冠攣縮確定例でした．失神前に胸部症状を認めない症例を先程提示しましたが，このような患者さんが臨床の現場にはある程度存在されるようです．みなさんが心臓カテーテル検査を実施される場合に，原因不明の失神既往を有される患者さんには，冠攣縮の鑑別も考慮してみて下さい．

65 危険な不整脈が出現する場合もある

冠攣縮が原因で，不整脈出現を認める場合もあります．重篤な不整脈は後で述べる心室頻拍・心室細動ですが，それ以外に，完全房室ブロックや2度の房室ブロック，心室期外収縮や発作性心房細動を認める場合もあります．この中で，完全房室ブロックは，失神の原因にもなりえます．約30年以上前の症例ですが，服薬治療にもかかわらず，発作時に一過性の完全房室ブロックを認める冠攣縮性狭心症の患者さんが，頻回に意識消失発作で救急搬送されました．服薬治療を強化しても意識消失発作を認めることから，最終的に，恒久的ペースメーカ植込み術を施行しました．以後は，意識消失発作は軽減されました．最近は，心室頻拍・心室細動に対する植込み型除細動器が，多く植込まれています．冠攣縮が原因の不整脈は，根本的には，抗不整脈薬で治療するのではなく，冠拡張薬による冠攣縮抑制が第一です．

患者さんへの説明

冠攣縮が原因で，多彩な不整脈を認めることがあります．

専門医からのアドバイス

冠攣縮が原因で，一過性の完全房室ブロックや洞停止や無脈性電気活動を認める場合があります．根本的には，冠攣縮が原因ですので，投薬治療を強化するしか方法はありません．こういった治療抵抗性症例に，恒久的ペースメーカの植込みが効果を認めるか否かは，明確な答えはありませんが，治療するとすれば，植込み型除細動器か恒久的ペースメーカ植込みしかないようです．

66 心室細動・心室頻拍を認める場合は

冠攣縮による発作時に，心室頻拍・心室細動併発を認める場合があります．かなり活動性の高い重症例で経験しますが，多くの症例は失神・意識消失を認めます．この場合にも，抗不整脈薬を併用しても効果は乏しい場合が多いと思います．冠攣縮による一過性の虚血発作が惹起した不整脈ですので，根本的な冠攣縮抑制薬増量が必須です．多くの生存例は，蘇生術や自動体外式除細動器（AED）にて救命された方です．現時点では，これらの多くの症例に，植込み型除細動器（ICD）が植込まれています．私の調べた範囲では，過去に137例の冠攣縮が原因の蘇生既往例に，植込み型除細動器が植込まれ，約3年半の観察期間中に，33例（24.1％）に適切作動が確認されています[26)]．適切作動にもかかわらず，2名の方が亡くなっていますが，残りの104例の方は，適切作動は認められませんでした．しかし，ICD植込み後の投薬内容を解析可能であった96例中，15例（15.6％）が2剤以上のカルシウム拮抗薬を服用されていましたが，残りの症例は，カルシウム拮抗薬は1剤のみでした．もっと服薬を強化する必要性があると思います．ICDを植込むことで，ある意味，主治医はこれ以上の治療は困難と判断し，投薬治療が疎かになっている可能性が浮き彫りになった結果かもしれません．また，こういった症例への服薬治療に関する記載は，ガイドラインの中にもありません．今後，こういった重症例への投薬治療方法も検討課題のひとつかと思います．

ポイント

冠攣縮が原因の心室頻拍・心室細動で蘇生された方に，植込み型除細動器が植込まれていますが，過去の報告をまとめると適切作動は約1/4の症例です．ICD植込み前の服薬治療強化が必要な症例を多数認めます．

専門医からのアドバイス

ICD植込みの前に，発作抑制目的で処方している投薬を見直して下さい．可能なら，カルシウム拮抗薬2剤と硝酸薬・シグマート®等の投薬を考慮されることをお勧めします．また，ICD植込みと同時に，服薬下負荷試験実施も考慮して下さい[27]．服薬下の薬剤誘発負荷試験にて，誘発冠攣縮陰性の場合には，現在服薬している投薬で，発作を抑制可能かもしれません．しかし，服薬下負荷試験にても典型的な冠攣縮が誘発される場合は，より積極的なICD植込みが必要な状態かもしれません．臨床現場では，患者さんとよく相談の上，ICD植込みに関しては決定すべきと思いますが，一度，ICD植込みに，循環器科医としてもっと他にも何かできることはないか考えてみて下さい．

67 AEDで蘇生された患者さんへの対応

最近は，AEDの普及で，蘇生される方も増えてこられています．昔なら，残念な結果で帰らぬ人になった方が，何の合併症や後遺症も残さず，社会復帰されている方も多くなってきました．電気生理学的検査で，心室細動・心室頻拍等の不整脈が誘発されず，薬剤誘発負荷試験を実施され，原因が冠攣縮であると心臓カテーテル検査で最終診断された場合は，ICD植込みも大事な治療ですが，服薬下負荷試験も前向きに考えてはいかがでしょうか？　カルシウム拮抗薬は可能なら2剤以上，硝酸薬・ニコランジル（シグマート®）も併用した方がいいかと思います．また，スタチンも服薬し，1～3ヵ月後に，充分量の服薬下で，再度，同様の薬剤誘発負荷試験を検討して下さい．この負荷試験で，服薬前と同様に，冠攣縮が多枝に誘発される場合は，もっと服薬を強化し，ICDの植込みも前向きに考える方がいいかもしれません．しかし，服薬下負荷試験では，全く冠攣縮が誘発されなかった場合には，現在の服薬治療で発作抑制の可能性が高いことを示しているかもしれません．明らかな根拠はありませんので，ICD植込みは不要であるとは言えませんが，忘れず服薬を継続すれば，次なる心室細動発作は予防可能かもしれません．この問題に関しては，明らかなデータがありませんので，患者さんと主治医の先生でよく相談の上で，ICD植込みを決定していくべきと思います．ICD植込みを希望されない方には，服薬下で冠攣縮が誘発されないことを確認しておくことは意味があるものと思います．また，服薬下薬剤誘発負荷試験でも多枝冠攣縮陽性所見を認める場合は，服薬強化が必須の事項となります．ICD 植込みも大事なことですが，一番は服薬治療の強化ですので，充分量の投薬を考慮して下さい．ICD 植込みの是非については，今後の症例の蓄積である一定の方向性がみえてくるかもしれません．

ポイント

AED で蘇生された場合は，ICD 植込みを考慮しますが，同時に服薬下負荷試験についても考慮してみて下さい．

専門医からのアドバイス

ICD 植込みと同時に，服薬下負荷試験も考慮して下さい．ICD 植込みは，主治医と患者さんの相談の結果，個々での対応となりますが，次なる発作から予防可能な手段が確立されていない現状を考慮しますと，ICD 植込みが無難な選択とは思われます．

68 ICD 植込みを勧める前にすべきこと

冠攣縮が原因の心室頻拍・心室細動を認めたが，除細動治療にて救命された場合に，多くの症例が，今後の発作予防目的で，ICD 植込みを勧められています．冠攣縮が原因で発生した心室細動・心室頻拍の次なる発作から救命できる確実な手段が ICD 植込みとされていますが，冠攣縮が原因で発生した不整脈ですので，ICD 植込み前に，根本的な投薬治療が見直されるべきと思われます．翻って言えば，いくら ICD を植込んだとしても，根本的な冠攣縮が抑制されなければ，心室細動・心室頻拍を併発する可能性があり，ICD 治療が効果乏しい場合も考えられます．ICD 植込みに反対しているのではありませんが，ICD 植込み前に，もっとするべきことがあるのではないでしょうか．私が調べた範囲では，前項目で述べたように，今までに世界で 137 例の冠攣縮性狭心症例の心室細動救命例に

ICDが植込まれてますが，約3年半の治療期間で適切作動を認めたのは，33例のみでした．また，適切作動を認めた症例の投薬状態を確認できた症例では，カルシウム拮抗薬が少なかったり，単剤治療だったりと強化された服薬治療を受けておられたのは，非常に少ない症例のみでした．これは，ICDを植込むという安心感からか根本的な服薬治療が見直されていない現状が浮き彫りになったものと思います．患者さんの立場に立てば，ICDを植込まないで，次なる発作から助からなかったらと不安になられる気持ちもわかります．しかし，一生，作動もしないかもしれないICDを植込まれて生きていくのもストレスになる可能性があります．現時点では確立された方法がないのが実情ですが，他にも良い方法がないのか模索する必要性があります．

我々は，冠攣縮が原因の心室細動蘇生例に，ICD植込み前に，服薬下の薬剤誘発負荷試験実施を勧めています．服薬した上で，薬剤誘発負荷試験を実施し，冠攣縮が抑制されているか否かを精査します．この負荷試験で非服用下と同様の冠攣縮が誘発された場合は，投薬効果なしと判定し，ICD植込みを積極的に考慮します．しかし，服薬下負荷試験では冠攣縮が全く誘発されない場合は，効果ありと判定し，服薬継続します．ICD植込みに関しては，患者さんの希望に添う結果になりますが，服薬している薬の効果判定がある意味で可能かもしれません．この際には，アセチルコリン負荷試験，エルゴノビン負荷試験，エルゴノビン負荷試験後のアセチルコリン追加負荷試験まで施行して判定する必要があります．

症例提示：70歳代の男性例で，夜間に胸部不快感を認めた後に意識消失を認め，救急要請があり，救急隊到着時に，心室細動を確認し，AEDにて徐細動に成功し，救急搬送されました．心電図にて陰性T波を認め，急性冠症候群も疑われ，緊急冠動脈造影検査が施行されましたが，有意狭窄はありませんでした．冠攣縮性狭心症による心室細動併発と診断し，服薬治療開始し，退院前に，非服薬下での薬剤誘発負荷試験を実施しました．冠動脈3本ともに冠攣縮が誘発され，多枝冠攣縮性狭心症と最終診断しました．ICD植込みは希望されず，服薬治療を強化し，カルシウム拮抗薬2剤に硝酸薬を併用し，服薬下の3ヵ月後に，再度，薬剤誘発負荷試験を実施しました．服薬下でも冠攣縮が3枝に誘発されたために，ICD植込みを強く勧めましたが，患者さんは希望されませんでした．投薬をさらに増量し，外来加療となりました．以後9年以上が経過しますが，発作出現もなく元気に外来通院されています．このような症例も経験しましたが，冠攣縮が原因の心室細動併発例全例にICD植込みが必要なのか否かは，今後の検討課題だと思います．

ポイント

ICD植込みは，次なる致死的不整脈発作から救命可能な一番の有効な手段ですが，全例に必要か否かは，今後の検討課題のひとつです．

専門医からのアドバイス

ICD植込みは，患者さんと主治医との相談の結果で決定しますが，ICD植込みと同時に服薬下負荷試験実施も考慮してみて下さい．

69 冠動脈形成術を勧める目安

冠動脈造影検査を受け，冠動脈に狭窄を認め，冠動脈形成術を受ける患者さんは増えています．冠動脈に有意狭窄もない方で，治療抵抗性の冠攣縮部位に冠動脈形成術を受ける方は，ほとんどいませんが，中等度狭窄部位に，冠攣縮を認め，服薬治療に抵抗性を示す方には，治療方法のひとつとして考慮される場合もあると思います．器質的冠動脈狭窄部位に冠攣縮を認めない場合は，実際の狭窄の程度が冠動脈形成術の適応となりますが，この冠動脈硬化部位に冠攣縮を認める場合には，軽度の冠動脈収縮から虚血発作が惹起される可能性が高く，治療抵抗性を示す症例に遭遇します．この場合には，狭窄程度を1段階下げて，実測50％以上の狭窄であれば，冠動脈形成術治療を考慮するのも選択肢のひとつです．服薬治療ではある意味限界がある場合もあり，ステントを用いた冠動脈形成術が，胸部症状の改善を認めることも多々経験します．この場合に，ベアメタルステント（従来型）と薬剤溶出性ステントがありますが，最近の薬剤溶出性ステントは，第一世代の薬剤溶出性ステントと異なり，留置後の冠動脈の易攣縮性に悪影響を及ぼす可能性は低いとされています．私も，この際に使用するステントは以前は，ベアメタルステントを使用することが多かったのですが，最近は，第三世代の薬剤溶出性ステントを用いることも多くなりました．しかし，問題となる難治性冠攣縮等の副作用の経験は少なくなりました．

ポイント

治療抵抗性冠攣縮性狭心症例で，中等度狭窄部位に冠攣縮を認める場合は，ステント留置を含めた冠動脈形成術も治療法の一つです．

専門医からのアドバイス

実測 50～75％狭窄部位に治療抵抗性冠攣縮を認め，発作を頻回に認めるような場合には，ステント留置を含めた冠動脈形成術もひとつの選択肢です．患者さんにリスクとベネフィットを説明し，治療法を検討して下さい．

Ⅷ. その他

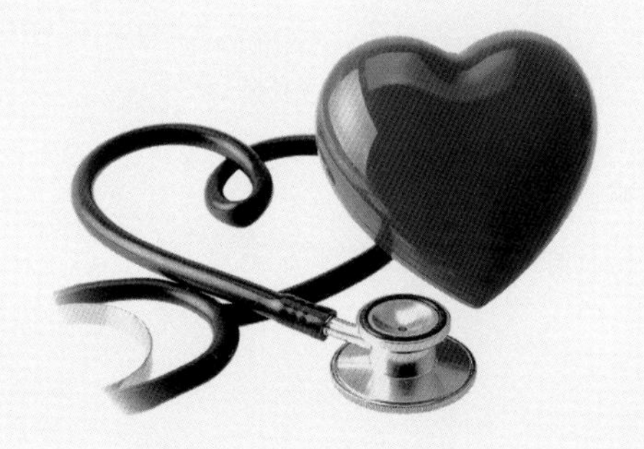

Ⅷ. その他

70 どこの病院を受診しても異常のない患者さん

あまり典型的な胸部症状を訴えない患者さんは，病院受診しても，異常なしと診断されることも多いようです．また，胸が痛いという症状を認めても，非常に短い時間で，胸の痛む場所が転々と移動するなど非典型的な症状を訴える方は，診断困難な場合もあります．患者さんが，循環器外来を受診すると，問診後に，心電図・胸部X線検査・血液検査は受けると思います．また，心エコー図検査を受ける方も多いと思います．しかし，冠攣縮性狭心症の患者さんの多くの方は，この時点での検査で異常所見を認める可能性は，非常に少ないと思います．これらの検査より，問診から得られる情報の方が多いのは事実です．外来受診される際に，患者さんに自分の症状を書いて持参されることをお勧めするのはこのためです．検査で，異常所見が乏しい場合には，ニトロを屯用で処方し，再度，同じ症状が出現した際に効果あれば再受診して下さいと説明する場合もあります．発作時のニトロ使用による効果は，多くの典型的な患者さんは，ニトロ舌下・噴霧後，数分以内に症状が改善消失することが多いと思います．患者さんによっては，30分くらいして効いてきたと言われる方もおられますが，効果は少ないかもしれないと考えるしかないようです．患者さんには，発作時のニトロ舌下・噴霧が著効する場合には，なるべく早めに病院受診をお勧めしています．最終的な心臓カテーテル検査まで必要か否かについて，患者さんとよく相談の上で決定しています．また，カルシウム拮抗薬の服薬も開始します．

患者さんへの説明

外来受診時に，自分の詳しい症状を書いた内容を持参されることを勧めします．

専門医からのアドバイス

外来に，いろんな病院を受診して検査を受けるが異常が乏しい胸部症状を認める患者さんが，受診された場合に，冠攣縮も鑑別のひとつに挙げて下さい．私の外来にも，近隣の循環器科施設を受診し，外来で検査を受けたが異常なかったと受診される方を多く経験します．

71 心療内科受診を勧めることも考慮する

発作からくる不安感からか，患者さんの中には，パニック障害やうつ状態と似たような症状を認めるようになる場合もあります．発作が起きているのか否かは本人にしかわからず，救急受診をしても，受診時の血液検査や心電図等の検査で異常所見が乏しい場合は帰宅となります．まわりの方が自分の症状を理解してくれないなどのことから猜疑心がつのり，余計に孤独になり，不安を抱え込むようになってしまうようです．このような患者さんは，一般的なアプローチで冠攣縮性狭心症の治療をするだけでは，改善が乏しく，私は，積極的に，心療内科受診をお勧めしています．心療内科の先生から，不安感を取り除いてもらい，循環器科医は，冠攣縮性狭心症の治療に専念できる状態が得られます．

患者さんへの説明

発作が頻発する時期は，精神的にも不安定となり，不安感から発作が惹起される場合があります．心療内科受診で，発作が軽減する場合もあります．

専門医からのアドバイス

一般的なカルシウム拮抗薬・硝酸薬等の治療でも治療抵抗性で，精神的関与も多分に考慮される場合は，循環器科としての治療も開始しますが，精神科ないしは心療内科受診を積極的にお勧めした方がよい患者さんも経験します．

72 冠攣縮性狭心症と診断されている兄弟と同じような胸痛を認める

この冠攣縮性狭心症は遺伝する心疾患ではありませんが，ご兄弟で同じ疾患に罹患される方は経験します．私も何名かご兄弟の方の冠攣縮性狭心症の方を診断させて頂いたことはあります．弟と同じように，朝方，胸が痛くなるとのことで外来を受診されました．心臓カテーテル検査では，典型的な冠攣縮性狭心症と判明し，服薬継続して頂きました．お兄さんは，服薬もきちんと継続され，定期的に病院にも通院されていましたが，弟さんは冒頭（p.4）に提示した患者さんで，「油断しとった．薬を飲むを忘れていた．」と外来受診時に話されていました．忘れないように，「必ず飲んで下さい．」「油断しないで下さい．」と何度も説明しました．外来受診数週間後に，弟さんは，職場で気分不良を認め，早退されましたが，ご自宅の玄関付近で倒れているところを発見されました．残念ながら亡くなられました．薬を服薬されていたかは不明ですが，服薬を忘れていたとしたら，油断が命取りに繋がった可能性もあります．薬を継続することが一番大切です．また，特にご兄弟の方がすでに冠攣縮性狭心症と診断され，投薬治療を受けておられる方が，同様の胸痛・胸部圧迫感を認める場合には，早めに循環器科を受診されることをお勧めして下さい．発作時に，ニトロ舌下が著効すれば，冠攣縮性狭心症の可能性は非常に高いと思われます．

患者さんへの説明

冠攣縮性狭心症は，兄弟での発症もあります．

専門医からのアドバイス

問診の際に，ご兄弟の方に冠攣縮性狭心症と診断され加療を受けている方がいないか聴取しておくと，診断の助けになる場合もあります．

73 硝酸薬投与後の冠動脈造影検査で，診断が確定しなかったら，薬剤誘発負荷試験も考慮しましょう

私の外来を受診される患者さんの中で，すでに他院で，冠動脈造影検査を受けられ，冠動脈に器質的狭窄を認めず，「**冠攣縮でもあるんじゃないか？**」と言われて受診される方もおられます．なんらかの胸部症状を認め，心臓カテーテル検査まで受けられたにもかかわらず，最終診断されていないようです．多くの患者さんは，「**カルシウム拮抗薬でも飲んでおいて下さい**」と言われているようです．せっかく意を決して心臓カテーテル検査まで受けられたにもかかわらず，疾患の重症度が不明で，服薬への動機付けにも欠ける結果です．硝酸薬投与後の冠動脈造影検査を主体に行っている施設では，薬剤誘発負荷試験を未実施で，正確な診断がなされていないことが往々にしてあります．冠動脈が拡張した状態での検査のみでは，いったいどこの冠動脈の，どの部位が，どの程度の異常収縮反応を示すのか不明です．冠動脈に有意狭窄部位がなかったことはまず安心できますが，冠攣縮の程度はわかりません．本来なら，心臓カテーテル検査を施行する医師が，検査前に，薬剤誘発負荷試験実施についてきちんと説明すべきと思いますが，器質的冠動脈狭窄を認めた場合の説明が主体となり，冠動脈形成術施行の説明はありますが，冠動脈に器質的狭窄を認めなかった場合の説明は，多くの施設でなされていません．しかし，翻って言えば，冠動脈に有意狭窄がないからこそ大変なのです．どの冠動脈がどの程度，異常収縮するか全くわかりません．この点に関しては，患者さんサイドの

問題ではなく，医師側の問題かと思います．薬剤誘発負荷試験は危険であるとの考えから，全く未施行の施設もあります．しかし，我々，循環器科医が，より安全に，より正確に，より短時間で診断可能な技術習得に心掛けることも大切なポイントと思います．若い循環器科の先生が，冠動脈形成術の技術習得に時間を割くと同様に，薬剤誘発負荷試験施行の技術習得にも同じように時間を割く必要性を痛感しています．

ポイント

循環器科医が，正確な診断技術を習得することが必要です．

専門医からのアドバイス

少なくとも心臓カテーテル検査を施行している循環器科医であれば，硝酸薬投与後の冠動脈造影検査のみ施行して，「冠攣縮でもあるんじゃないか？」という診断は避けて下さい．現在は，冠動脈 CT 検査で，石灰化が著明でない限り，多くの症例で，器質的冠動脈狭窄の有無に関しては，明らかとなります．冠動脈造影検査まで施行する症例であれば，器質的狭窄を認めなかった場合は，薬剤誘発負荷試験まで実施する説明を心掛けて下さい．また，安全に施行可能な技術の習得にも心掛けて下さい．

74　冠攣縮性狭心症は，冠動脈が異常収縮するひとつの症候群のことで，一例一例異なります

冠攣縮性狭心症の患者さんは，一例一例異なります．これは，熊本大学の元教授である泰江弘文先生が，いつも話されていた言葉です．最終的に，冠動脈が異常収縮しますが，その過程は，患者さん個人個人で異なります．したがって，治療薬も一律に効果を認めにくい場合があります．あるカルシウム拮抗薬が非常に効果を認める症例でも，他のカルシウム拮抗薬では効果が乏しい場合もあります．臨床の現場では，トライアンドエ

ラーで，患者さんに合った薬を探していくことも必要です．逆に，この心疾患は，原因が種々様々であり，このことが，冠攣縮性狭心症の多様性を示すことにも繋がります．極端に言えば，世の中，同じ冠攣縮性狭心症の患者さんは一人としていないということです．だからこそ，一例一例，患者さんに合った治療方法が必要になってくるのです．患者さんにとって自分だけが特別であるということではありませんが，患者さん個人にあったテーラーメイド治療が必要になります．

ポイント

冠攣縮性狭心症は，一例一例異なり，非常に多様性を有するひとつの臨床症候群です．

専門医からのアドバイス

目の前で診察されている患者さんは，すべて異なる背景を有し，同じ冠攣縮性狭心症患者さんは一人として存在しません．診察にあたる医師が，ある意味，収集家のような意識を持って，診察にあたって下さい．そうすれば，患者さんの真実が見えてくると思います．

75 異型狭心症が減少した！

我が国は，高血圧患者さんが国民の約 60〜70％と言われている高血圧民族です．2000 年頃までは，降圧薬として，カルシウム拮抗薬が汎用されていました．その結果，我々循環器科医が，異型狭心症を眼にする機会が減りました[24]．自験例の結果をまとめましたが，確実に減少していました．その後に，降圧薬として一躍脚光を浴びたレニンアンジオテンシン拮抗薬が爆発的に処方されるようになり，カルシウム拮抗薬は処方が伸びませんでした．レニンアンジオテンシン拮抗薬処方増加に伴い，減少していた異型狭心症を眼にする機会がまた増えてきました．これは，降圧薬として処方されていたカルシウム拮抗薬が，降圧とともに抗狭心症薬としても効果を認めていた結果と思われます．これは，北米でも，カルシウム拮抗薬の普及に伴い，異型狭心症が減少したという記載が循環器病学の聖書である“Braunwald's Heart Disease”にも記載されています．降圧とともに抗狭心症薬としても効果を認めるカルシウム拮抗薬は，我々日本人に非常に適した薬の一つと言っても過言ではないと思います．降圧薬として服用していた薬が，狭心症にも効果があったと言う方は，たくさんおられるようです．

患者さんへの説明

カルシウム拮抗薬は，降圧薬としても抗狭心症薬としても有用な薬で，我々日本人には，非常に適した薬のひとつです．

専門医からのアドバイス

レニンアンジオテンシン系降圧薬は，非常に多く処方されていますが，冠攣縮への効果は不明です．降圧薬としてレニンアンジオテンシン系降圧薬であるカンデサルタン（ブロプレス®）8 mg を服用中の 60 歳代の患者さんで，安静時胸痛を認め外来に紹介されました（図 33 に提示）．最終的に冠動脈造影検査を受けられましたが，単独の薬剤誘発負荷試験では，典型的な冠攣縮は誘発されず，左右冠動脈には有意狭窄所見は認められませんでした（図 33A，B）．エルゴノビン負荷試験後のアセチルコリン追加で左冠動脈は，左前下行枝の中間部完全閉塞所見を認め（図 33C），いつもと同様の安静時胸痛と前胸部誘導で ST 上昇所見を認めました．自然解除後に施行したエルゴノビン後のアセチルコリン追加投与で，右冠動脈末梢にび慢性冠攣縮（図 33D）といつもと同じ安静時胸痛と有意の心電図変化出現を認め，少なくとも 2 枝の冠攣縮性狭心症と診断しました．服用中のカンデサルタン（ブロプレス®）を，ニフェジピン（アダラート CR®）(40) mg に変更後は，安静時胸痛は消失しました．高血圧で加療中の患者さんで，安静時胸痛を認め冠攣縮性狭心症が疑われる場合は，カルシウム拮抗薬への変更を考慮下さい．一剤で降圧効果と抗狭心症効果が期待可能です．

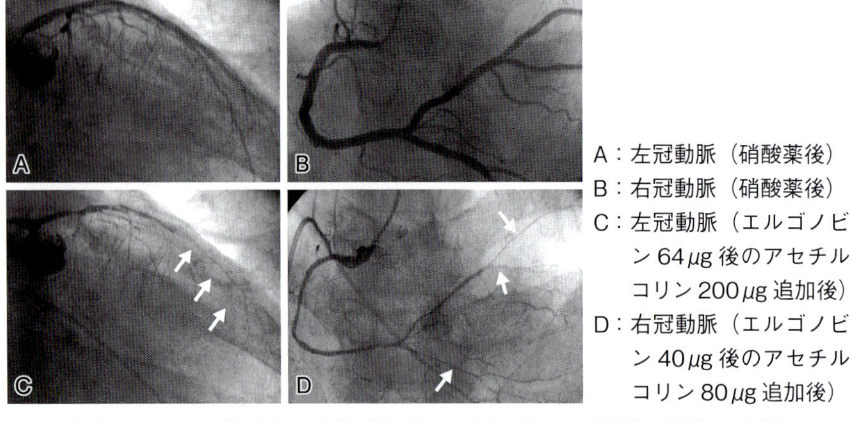

図 33　ARB 服用中に安静時胸痛の出現を認めた冠攣縮性狭心症例

76　狭心症患者さんは一番に冠攣縮を疑え

冠攣縮が種々の病態に関与していることはよく理解して頂けたと思いますので，狭心症で一般外来や救急外来を受診される患者さんの診察時には，一番に冠攣縮を鑑別にあげて下さい．また，常に，心疾患の診断治療の上で，冠攣縮を忘れず，診療にあたって欲しいと思います．私は，「冠攣縮から心疾患をみることで真実が見える」と実感しています．このことを多くの一般内科医・研修医・循環器専門医の先生にも理解して頂ければ幸いです．

ポイント

冠攣縮から心疾患をみることで，ある意味臨床現場の真実がみえてきます．

専門医からのアドバイス

種々の心疾患に冠攣縮が関与していることが理解できたと思います．日常診療現場での真実解明に努めて下さい．

最後に

ここまで読んでこられた先生は，冠攣縮性狭心症患者さんの日常生活での注意点や発作が起きた時等について，どう患者さんに指導説明すべきかがある程度はご理解頂けたものと思います．発作時の対応や病院受診のタイミングなどは，患者さんごとに，再度，整理してみて下さい．冠攣縮性狭心症は，治癒する心疾患ではありませんが，患者さんが自分の状態を詳しく解析把握することで，上手にコントロールしていくことが可能な心疾患かもしれません．現場で診療にあたる先生方にとって，患者さんが神出鬼没の冠攣縮に振り回されずに自分でうまくコントロールしていく方法をみつけるために，この本が少しでも役立つことを希望しています．さらに，開業されている一般内科の先生や若い研修医の先生や熟練した循環器内科専門医の先生にとりましても，日常診療を少し見直すきっかけとなれば幸いです．

謝　辞

本書の出版に関して多くの方にご協力を頂きました．まず，本書の出版に関して，多大なご指導とご助言を頂きました東京医科大学名誉教授山科章先生に感謝します．また，勤務した病院で一緒に診療にあたり助けて頂いた愛媛大学医学部旧第二内科の医局員である鶴岡高志先生・林豊先生・川田浩之先生・越智直登先生・松田昌三先生・三根生和明先生・近藤直志先生・越智隆明先生・矢野和夫先生・佐伯秀幸先生・大谷敬之先生・井添洋輔先生・井上勝次先生・大下晃先生・河野浩明先生・渡邊弘毅先生・鈴木純先生・野本高彦先生・松中豪先生・三好徹先生・大島弘世先生・藤本香織先生・佐々木康浩先生・坂上智城先生・羽原宏和先生に感謝します．ならびに，勤務に際して多大のご理解とご協力を頂きました喜多医師会病院浦岡忠夫元院長，鷹の子病院越智隆明元院長，済生会西条病院常光謙輔名誉院長，愛媛県立新居浜病院酒井堅院長に感謝します．また，喜多医師会病院・鷹の子病院・済生会西条病院・愛媛県立新居浜病院の循環器スタッフの方に感謝します．さらに，医局人事に関して，多大な御助言を頂いた濱田希臣先生・重松裕二先生・大蔵隆文先生・池田俊太郎先生をはじめ，国府達朗教授・日和田邦男教授・檜垣實男教授に感謝します．最後に，私の家族と亡き両親に感謝したいと思います．

参考文献

1. Yasue H, Horio Y, Nakamura N, Fujii H, Imoto N, Sonoda R, Kugiyama K, Obata K, Morikami Y, Kimura T.：Induction of coronary artery spasm by acetylcholine in patients with variant angina：possible role of the parasympathetic nervous system in the pathogenesis of coronary artery spasm. Circulation 1986；74：955-963.
2. Okumura K, Yasue H, Matsuyama K, Goto K, Miyagi H, Ogawa H, Matsuyama K.：Sensitivity and specificity of intracoronary injection of acetylcholine for the induction of coronary artery spasm. J Am Coll Cardiol 1988；12：883-888.
3. Okumura K, Yasue H, Horio Y, Takaoka K, Matsuyama K, Kugiyama K, Fujii H, Morikami Y.：Multivessel coronary spasm in patients with variant angina：a study with intracoronary injection of acetylcholine. Circulation 1988；77：535-542.
4. Prinzmetal M, Kennamer R, Merliss R, Wada T, Bor N.：Angina pectoris. I. A variant form of angina pectoris；preliminary report. Am J Med 1959；27：375-388.
5. Ong P, Athanasiadis A, Borgulya G, Voksi I, Bastiaenen R, Kubik S, Hill S, Schaufele T, Mahrholdt H, Kaski JC, Sechtem U.：Clinical usefulness, angiographic characteristics, and safety evaluation of intracoronary acetylcholine provocation testing among 921 consecutive white patients with unobstructed coronary arteries. Circulation 2014；129：1723-1730.
6. 末田章三，河野浩明，福田浩，井上勝次，鈴木純，渡邊浩毅：冠攣縮性狭心症に典型的安静時胸痛例が多いか？ 愛媛医学 2002；21：79-83.
7. 末田章三，大下晃，井添洋輔，河野浩明，福田浩：冠攣縮の認識不足がもたらす将来へのリスク．J Cardiolo 2007；49：83-90
8. Sueda S, Kohno H, Yoshino H.：The real world in the clinic before and after the establishment of guideleines for coronary artery spasm：a quentionnaire for members of the Japanese Cine-angio Association. Haeat and Vessels 2016；doi：10.1007/s00380-016-0916-9
9. Sueda S,Miyoshi T, Sasaki Y, Sakaue T, Habara H, Kohno H.：Approximately half of patients with coronary spastic angina had pathologic exercise tests. J Cardiol 2016；68（1）13-19.
10. Sueda S, Mineoi K, Kondo T, Yano K, Ochi T, Ochi N, Fukuda H, Kukita H, Kawada H, Katsuda S, Uraoka T.：Absence of induced spasm by intracoronary injection of 50gacetylcholine in the right coronary artery：usefulness of 80 gg of acetylcholine as a spasm provocation test. J Cardiol 1998；32：155-161（in Japanese).

11. Sueda S, Kohno H, Miyoshi T, Sakaue T, Sasaki Y, Habara H. : Maximal acetylcholine dose of 200 Sg into the left coronary artery as a spasm provocation test : comparison with 100 gg of acetylcholine. Heart Vessels 2015 ; 30 : 771-778.
12. JCS Joint Working Group. : Guidelines for diagnosis and treatment of patients with vasospastic angina (coronary spastic angina) (JCS 2015) : Digest version. Circ J 2014 ; 78 : 2779-2801.
13. Ong P, Athabasiadis A, Borgulya G, Mahrholdt H, Kaski JC, Secctem Udo. : High prevalence of a pathological reponse to acetylcholine testing in patients with stable angina pectoris and unobstructed coronary arteries : The ACOVA study. J Am Coll Cardiol 2012 ; 59 : 655-662.
14. Sueda S, Kohno H, Fukuda H, Ochi N, Kawada H, Hayashi Y, Uraoka T. : Frequency of provoked coronary spasms in patients undergoing coronary arteriography using a spasm provocation test via intracoronary administration of ergonovine. Angiology 2004 ; 55 : 403-411.
15. Sueda S, Kohno H, Ochi T, Uraoka T. : Overview of the acetylcholine spasm provocation test. Clinical Cardiol 2015 ; 38 : 430-438
16. Sueda S, Miyoshi T, Sasaki Y, Sakaue T, Habara H, Kohno H. : Sequential spasm provocation tests might overcome a limitation of the standard spasm provocation tests. Coron Artery Dis 2015 ; D-15-00095R3 2015 ; 26 : 490-494.
17. Sueda S, Miyoshi T, Sasaki Y, Sakaue T, Habara H, Kohno H. : Gender differences in sensitivity of acetylcholine and ergonvoine to coronary spasm provocation test. Heart Vessels 2016 ; 31 : 322-329.
18. Sueda S, Ochi T, Yano K, Mineoi K, Kondou T, Ochi N, Hayashi Y, Kukita H, Matsuda S, Kawada H, Tsuruoka T, Uraoka T. : A newly-combined spasm provocation test In patients with rest angina : An intracoronary injection of acetylcholine following an intracoronary administration of ergonovine. Jpn Circ J 2000 ; 64 : 559-565.
19. Sueda S, Kohno H, Ochi T, Uraoka T, Tsunemitsu K. : Overview of the pharmacological spasm provocation test : comparisons between acetylcholine and ergonovine. J Cardiol 2017 ; 69 : 57-65.
20. Sueda S, Kohno H, Fukuda H, Watanabe K, Ochi N, Kawada H, Uraoka T. : Limitations of medical therapy in patients with pure coronary spastic angina. Chest 2003 ; 123 : 380-386.
21. Sueda S,Sasaki Y, Habara H, Kohno H. : Silent coronary spastic angina : A report of a case. 2015 doi : 10.1016/j.jccase.2015.02.003
22. Yasue H, Mizuno Y, Harada E, Itoh T, Nakagawa H, Nakayama M, Ogawa H, Tayama S, Honda T, Hokimoto S, Ohshima S, Hokamura Y, Kugiyama K, Horie M, Yoshimura M, Harada M, Uemura S, Saito Y : SCAST (Statin and Coronary Artery Spasm Trial) Investigators. Effects of a 3-hydroxy-3-methylgutaryl

coenzyme A reductase inhibitor, fluvastatin, on coronary spasm after withdrawal of calcium-channel blockers. J Am Coll Cardiol 2008；51：1742-1748.
23. 末田章三：たかが冠攣縮，されど冠攣縮．メディカ出版，2016.
24. Beltrame F, Crea F, Kaski JC, Ogawa H, Ong P, Sechtem U, Shimokawa H, Merz CN on behalf of On Behalf of the Coronary Vasomotion Disorders International Study Group (COVADIS)：The who, what, why, when, how and where of vasospastic anina. Circ J 2016；80：289-298.
25. Sueda S, Kohno H.：Impact of pharmacological spasm provocation tests in patients with a history of syncope. Heart Vesselo 2018；33：126-133.
26. Sueda S, Kohno H.：Optimal medications and appropriate implatable cardioverter-defibrillator shocks in aborted sudden cardiac death due to coronary spasm. Intern Med 2018 San 11. doi：10.2169/internal medicine, 8796-17.
27. Sueda S, Kohno H, Miyoshi T, Sasaki Y, Sakaue T, Habara H.：Spasm provocation tests performed under medical therapy：A new approach for treating patients with refractory coronary spastic angina on emergency admission. Intern Med 2014；53：1739-1747.

索　引

●た行

●な行

●は行

●ま行

●や行

●ら行

●わ行

●欧文

●著者プロフィール

末田 章三（すえだ しょうぞう）

愛媛県立新居浜病院　副院長　循環器内科部長

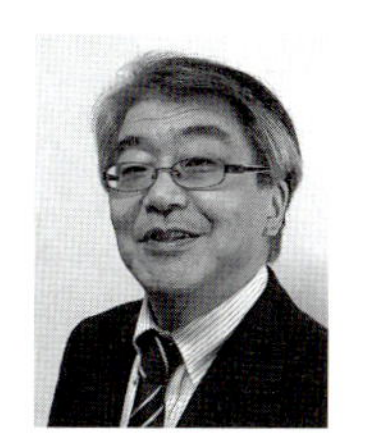

〈略　歴〉

昭和 56 年　愛媛大学医学部卒業
昭和 60 年　八幡浜市立病院内科医長
昭和 63 年　喜多医師会病院内科医長
平成 8 年　鷹の子病院内科部長
平成 10 年　済生会西条病院循環器内科部長
平成 20 年　愛媛県立新居浜病院　内科部長
平成 22 年　愛媛県立新居浜病院　副院長

〈専門分野・委員〉

虚血性心疾患・冠攣縮
平成 17 年度　厚生労働省循環器病委託研究班員
平成 18 年度　日本循環器学会ガイドライン作成班員
「冠攣縮性狭心症の診断と治療に関するガイドライン」

〈受　賞〉

上田賞受賞：平成 22 年度　日本心臓病学会（最優秀論文賞）

患者さんへの説明の仕方もわかる

冠攣縮性狭心症の見方と考え方

2018 年 3 月 10 日発行　　第 1 版第 1 刷 ©

著　者　末田章三（すえだ しょうぞう）

発行者　渡辺嘉之

発行所　株式会社 **総合医学社**

〒101-0061　東京都千代田区三崎町 1-1-4
電話 03-3219-2920　FAX 03-3219-0410
URL：http://www.sogo-igaku.co.jp

Printed in Japan
ISBN978-4-88378-662-6

シナノ印刷株式会社